Ursula Calis

Alte Hausmittel

KOMPASS KÜCHENSCHÄTZE

Ein Wort zuvor

Der Wunsch, die Gesundheit zu erhalten und bei leichten Erkrankungen nicht gleich zu chemischen Mitteln zu greifen, gewinnt immer mehr an Bedeutung. Altbewährte Hausmittel bringen oft bereits nach kurzer Zeit Linderung oder führen sogar zum Abklingen der Beschwerden.

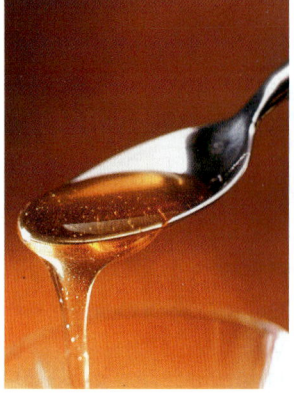

Wichtig ist nur zu wissen, was wogegen hilft und wann es besser ist, ärztlichen Rat einzuholen. Auch wirken nicht alle Hausmittel bei jedem Menschen in gleicher Art und Weise. Dafür müssen einzelne Symptome kritisch bewertet werden, um ernsthafte Erkrankung nicht zu unterschätzen. Schwere, akute oder chronische Krankheiten bedürfen grundsätzlich einer ärztlichen Behandlung.
Eine leichte Erkältung, vorübergehender Kopfschmerz sowie Übelkeit, Durchfall oder Verstopfung kann man oftmals mit bewährten Hausmitteln in wenigen Tagen selbst behandeln.

Wasser-Anwendungen wie Wassertreten in der eigenen Badewanne, Wickel, Umschläge oder ansteigende Fußbäder gehören neben Heilkräuter-Therapien zu den ältesten Mitteln.
Viele Kräuter sind fast schon in Vergessenheit geraten, sie werden heute jedoch wieder in breiter Form angeboten. Sofern Sie sich selbst keinen entsprechenden Vorrat anlegen können, erhalten Sie Kräuter, Wurzeln, Blüten und Blätter in getrockneter Form das ganze Jahr über in Fachgeschäften oder Apotheken.
Nicht zu vergessen: auch Zwiebeln, Knoblauch sowie Meerrettich (Kren)

sind bewährte Hausmittel! Quark (Topfen)-Wickel, Eis, Heilerde oder ein einfacher Senfwickel sind schnell angefertigt und können überaus wirkungsvoll helfen. Die Heilung vieler Krankheiten lässt sich jedoch beschleunigen, wenn dem Körper genügend Nährstoffe sowie Flüssigkeiten zugeführt werden. So hilft Vitamin C bei allen Erkältungskrankheiten, ein Glas Karottensaft kann Sodbrennen lindern und Magnesium schützt vor Muskelkrampf.

Solche Tipps finden Sie in diesem Buch an passender Stelle. Darüber hinaus wird jedes Problem zunächst durch eine kurze Beschreibung erklärt, dann folgen verschiedene Vorschläge für Anwendungen, die Linderung verschaffen sollen. Das Buch ist alphabethisch geordnet und enthält zudem viele Hinweise auf häufig auftretende Alltagsprobleme, ohne Anspruch auf Vollständigkeit. Sie werden sich daher schnell zurecht finden und die vielen Vorschläge, die auf persönlichen Erfahrungen oder alten Familien-Überlieferungen basieren, sicher gerne anwenden. Das Stichwortverzeichnis im hinteren Teil des Buches hilft Ihnen, die verschiedenen Hausmittel und deren Eignung schnell kennen zu lernen. So wird es Ihnen immer leicht fallen, für Ihren Bedarf das Richtige zu finden.

Bei der Anwendung wünsche ich Ihnen stets ein gutes Gelingen, viel Freude bei der Zubereitung alter Rezepturen, schnelle Heilung und ein besseres Wohlbefinden.

Ihre

Ursula Calis

<u>Anmerkung</u>:
Möchten Sie Näheres über Heilkräuter wissen, so empfehle ich Ihnen mein Buch „Heilkräuter für Leib und Seele", das Ihnen alles Wissenswerte über heimische Kräuter, deren Herkunft, Anwendung und Wirkungsweise liefert.

Inhalt

Die Hausmittel-Apotheke

Die Hausmittel-Apotheke sollte die wichtigsten Hilfsmittel sowie Kräuter und Öle enthalten. Zum Aufbewahren getrockneter Heilkräuter eignen sich fest verschließbare Dosen, Porzellangefäße oder dunkle Schraubgläser. An einem kühlen, trockenen Ort aufbewahrt, sind Sie bis zu 12 Monaten lagerfähig. Am besten, Sie kennzeichnen die Behälter mit dem Fülldatum, um ein zu langes Lagern zu vermeiden. Stehen die Heilkräuter zu warm, so nimmt ihr Gehalt an ätherischen Ölen schnell ab. Ansonsten gehören in die Grundausstattung der Hausmittel-Apotheke folgende Artikel:

● Kräuter, z.B.: Salbei, Kamille, Pfefferminze, Baldrianwurzel, Johanniskraut, Fenchel, Wermut, Hopfen, Thymian

● Öle, z.B.: Teebaumöl, Lavendelöl, Johanniskrautöl (kann man auch selbst ansetzen, s. Seite 47)

● Getrocknete Blüten und Blätter, z.B.: Ringelblumen, Löwenzahn, Holunder (Holler), Brombeerblätter, Heublumen

● andere Hilfsmittel wie z.B.: Heilerde, Leinsamen, Meersalz, 1 Packung essigsaure Tonerde,

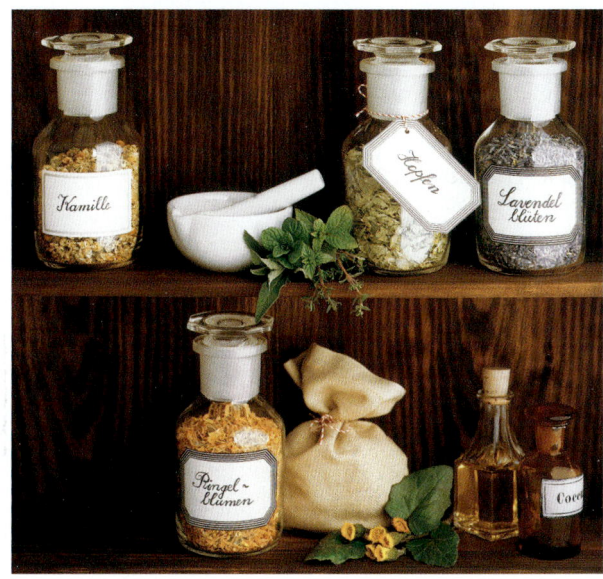

Franzbranntwein, 70%-tiger Alkohol, Rotlichtlampe, Essig (Obstessig), Honig

● Pflegeartikel wie z.B.: Wärmflasche, Fieberthermometer, Mullkompressen in verschiedenen Größen, elastische Bandagen, Baumwoll- und Leintücher, Watte, Sicherheitsnadeln, Oliven- oder Keimöl.

Krankheiten und Beschwerden von A-Z finden Sie auf der Seite:

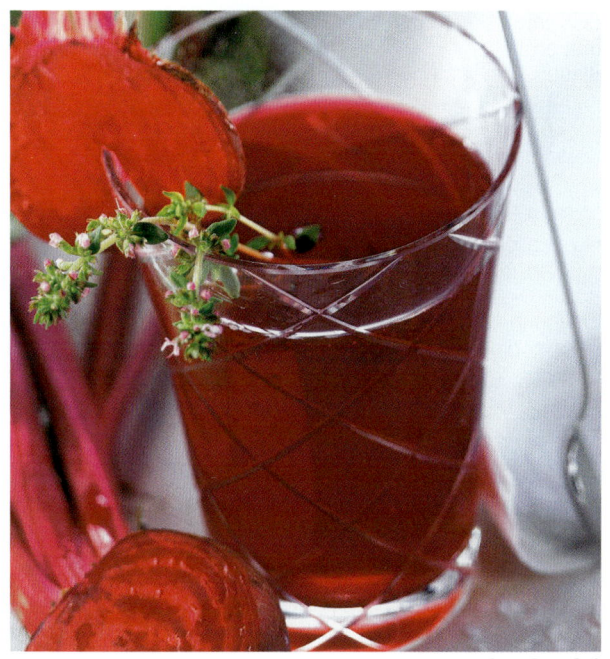

Rote-Bete-Saft

Abwehrschwäche

Immer wiederkehrende Erkältungskrankheiten mit danach lang andauernden Erholungsphasen deuten auf eine Schwäche des Immunsystems. Zur Steigerung der Abwehrkräfte empfehlen sich folgende Maßnahmen:

● Vitaminliche <u>Vollwertkost</u>, z.B. mit viel frischem Obst und Gemüse, dazu Vollkornbrot, Hülsenfrüchte, Zitrusfrüchte, und Säfte

● viel frische Luft

● <u>Wechselduschen</u> macht fit und aktiv

● regelmäßiges, gut dosiertes <u>Sonnenbaden</u> fördert die Umsetzung von Vitamin E im Körper

7

und stärkt somit das Immunsystem.

- ● regelmäßig morgens <u>Gemüsesäfte trinken</u>, z.B. Karottensaft zu gleichen Teilen mit Orangen- und Apfelsaft gemischt - oder Rote-Bete-Saft

- ● <u>reichliche Flüssigkeit</u> aufnehmen, d.h. bis zu 3 Liter täglich. So werden Giftstoffe schneller ausgeschieden

- ● Stress durch gezielte <u>Entspannung</u> abbauen, z.B. durch Musik hören oder Sport treiben. Auch Yoga und autogenes Training sind hilfreich.

- ● in Punkto „Abwehr" gilt der aus China stammende <u>Shii-Take-Pilz</u> als besonders wichtiges Lebensmittel. Er enthält den Stoff Lentinan, der das Immunsystem aktiviert. Außerdem ist dieser Pilz reich an Vitamin B_2, Biotin Pantothensäure. Man kann ihn gedünstet oder gebraten verwenden, jedoch nicht roh essen.

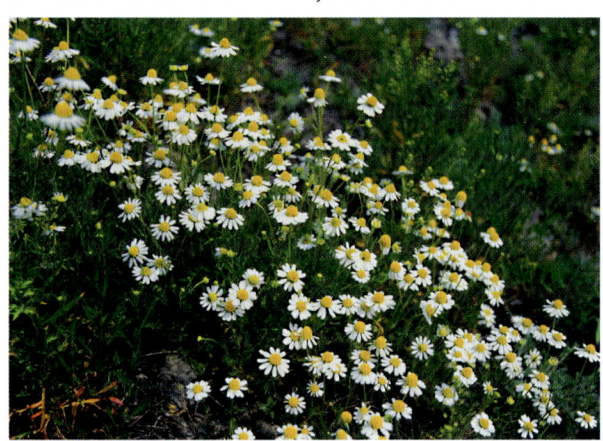

Kamille

Afterjucken

Zur Linderung dieser lästigen Erscheinung bieten sich einige gute Hausmittel an. Vorab sollte jedoch der Hausarzt die Ursache feststellen und

der Behandlung zu-
stimmen. Bewährt haben
sich:

● <u>Waschungen</u> mit heißem
Wasser, dem Obstessig
zugeführt wurde.

● <u>Warme Bäder</u> mit
Kamille oder Zinnkraut.
Hierzu 4-5 EL getrocknete
Kräuter mit 1 Liter Wasser
1-2 mal aufkochen und 15
Minuten ziehen lassen,

dann durch ein Sieb
gießen und mit dem
Badewasser beigeben.
Für ein Sitzbad benötigt
man ca. 4 Liter Sud-
flüssigkeit.

● grundsätzlich <u>scharf
gewürzte</u> Speisen – z.B.
mit Curry, Paprika, Chili
oder Cayennepfeffer –
sowie Alkohol und Koffein
<u>meiden</u>.

Akne

Über Akne ärgern sich vor
allem Jugendliche in der
Pubertät, wenn hormonelle
Veränderungen eine
übermäßige Aktivität der
Talgdrüsen auslösen. Die
dann auftretenden kleinen,
oftmals eitrigen Pickel
weisen auf eine Entzün-
dung der Talgdrüsen hin.
Als Ursache kommen bei
Erwachsenen neben
erblichen sowie psychi-
schen Faktoren auch
Magen- und Darmstörun-
gen in Betracht.
Hilfreich sind:

● gründliches <u>Reinigen
der Haut</u> morgens sowie
abends mit Schwefelsseife
oder einer neutralen,

medizinischen Seife
(Apotheke)

● Auftragen von <u>Propolis-
Salbe</u> auf die betroffenen
Stellen, die heilend wirkt.

● bei starken Entzün-
dungen helfen <u>Schwefel-
salbe</u> oder <u>Arnika-Gel</u>.

● regelmäßig, d.h. 2-3 mal
wöchentlich abends
<u>Gesichts-Dampfbäder</u> mit
Heublumen oder Kamille
durchführen. Auch Salbei
hilft. Jeweils 1 handvoll
getrocknete Blätter in 1 Liter
Wasser erhitzen und die
Dämpfe unter einem
Handtuch ca. 10 Minuten
einwirken lassen (s. auch
Seite 29).

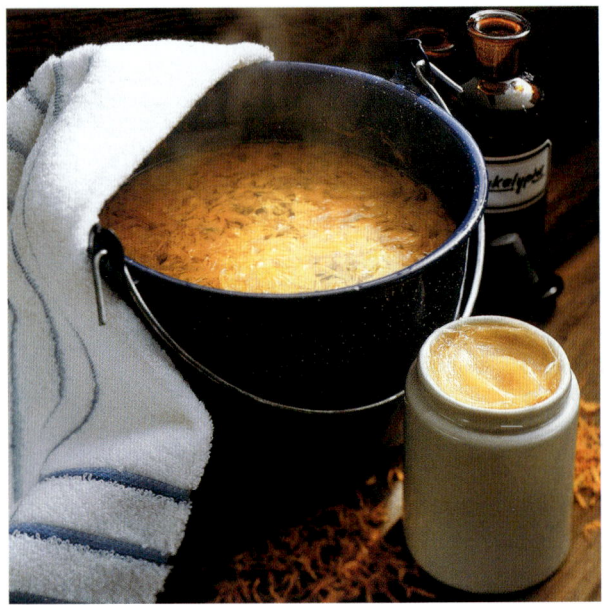

Dampfbad

● Alkohol, Nikotin und Schokolade strikt meiden, statt dessen mehr Obst- oder Gemüsesäfte verzehren bzw. trinken. Vor allem das Vitamin <u>Biotin</u> hilft, die Haut zu stärken. Mann findet es in frischen Champignons, Eigelb, Geflügel und Naturreis.

● auf das gereinigte Gesicht 3-4 EL eines milden <u>Joghurts</u> auftragen. Dabei die Augen frei-lassen. Ist die Maske getrocknet, das Gesicht zuerst mit lauwarmer Milch, dann mit kaltem Wasser reinigen.

● gibt man 4-5 Tropfen <u>Teebaumöl</u>, 2-3 Tropfen Bergamotte und 3 Tropfen Lavendel auf 15 ml Jojobaöl, so erhält man ein sehr gutes Öl, das entzündliche Akne abheilt. Man betupft damit die betroffenen Stellen, lässt das Öl ca. 30 Minuten einwirken und wäscht es dann mit einer neutralen Seife ab.

Asthma

Asthma ist eine ernst zu nehmende Krankheit, bei der die Atmung gestört ist. Zudem herrscht Enge und Druckgefühl im Brustbereich. Krampfartiger Husten mit erhöhter Schleimbildung kann die täglich auftretenden Anfälle begleiten. Asthma-Kranke müssen regelmäßig einen Arzt aufsuchen, die Anwendung von Hausmitteln bewirkt lediglich eine Erleichterung. Es empfehlen sich folgende Anwendungen:

● <u>Senfwickel</u>. Sie entspannen und befreien von Schleim. Hierzu 15 g Senfmehl in 1 Liter warmem Wasser anrühren, ein Baumwolltuch (z.B. Küchentuch) darin eintauchen, abtropfen lassen, leicht ausdrücken, auf den Brustbereich legen und mit einem warmen, trockenen Tuch abdecken. Etwa 20 Minuten lang einwirken lassen.

● regelmäßig <u>Spitzwegerich-Tee</u> trinken. Hierzu 1 EL getrocknete Blätter mit 1/4 l heißem Wasser übergießen, 10 Minuten ziehen lassen, dann abseihen und 3 mal täglich warm trinken. Nach Belieben mit Honig süßen.

Aufstoßen

Bei einer unregelmäßigen Verdauung des Magens können Gase entstehen, die durch Mund oder Nase stoßweise entweichen. Wer hierfür anfällig ist, sollte stark blähende oder schwer verdauliche Speisen meiden. Abhilfe schaffen:

● <u>Wermut-Tee</u>. Etwa 20 Minuten vor den Mahlzeiten eine Tasse trinken. Hierzu 1 gehäuften TL getrocknetes Kraut mit 1/4 l heißem Wasser überbrühen, 10 Minuten ziehen lassen, dann abseihen. Der bittere Geschmack des Tees lässt sich durch etwas Honig oder Pfefferminze mildern.

● langsam essen, dabei die Portionen möglichst <u>in kleinen Bissen</u> zu sich nehmen. Zum Trinken einen Strohhalm verwenden und kalte oder kohlensäurehaltige Getränke meiden.

Augenermüdung

Müde Augen werden durch Dauerbelastung des Augenmuskels wie langes Autofahren bei Dunkelheit und Regen, intensive Arbeit vor dem Computer, Dauerfernsehen oder langes Lesen bei schlechter Beleuchtung hervorgerufen. Auch Stress oder nicht behobene Sehfehler können Ursachen sein. Hilfreich sind:

● rohe Gurken- oder Kartoffelscheiben, die auf die Augenlider gelegt werden.
● Kompressen aus Baumwolle oder Mull in Augentrost eintauchen und auflegen. Hierzu aus 1/2 Teelöffel Augentrost und 1 Tasse Wasser einen Aufguss zubereiten und ca. 8 Minuten ziehen lassen.

Ausschlag

Ein Hautausschlag kann verschiedene Ursachen haben und mehrere Hautschichten befallen. Stoffwechselstörung, Hauterkrankungen, die Einnahme von Medikamenten oder die Reaktion auf Reinigungsmittel sowie Kontakt-Allergien sind häufig Ursachen. Zeigen die nachfolgend aufgeführten Maßnahmen keine kurzfristige Besserung, so sollten Sie einen Hautarzt aufsuchen. Hilfreich sind:

● ein Kamillen-Vollbad. Hierzu 100 g getrocknete Kamillenblüten in 2 Liter heißem Wasser ca. 10-15 Minuten zugedeckt ziehen lassen, dann durch ein Sieb gießen und unter ein warmes Vollbad mischen.

● ein Heublumen-Vollbad. Hierzu 500 g getrocknete Blüten mit 1 1/2 - 2 l Wasser bedecken und ca. 30 Minuten auf niedriger Stufe köcheln lassen, dann

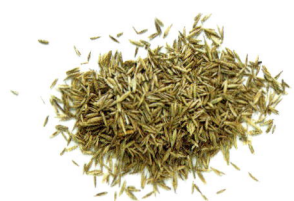

abseihen und die Flüssigkeit unter ein warmes Vollbad ziehen.

● die betroffenen Hautpartien dünn mit Sesamöl einreiben.

Bettnässen

Gelegentliches Bettnässen bei Kindern nach dem 3. Lebensjahr kann auftreten, sogar Schulkinder haben damit manchmal zu kämpfen. Hierüber gleich in Panik zu geraten, wäre sicherlich falsch, statt dessen sollte man eher darauf achten, dass das Kind ca. 1 1/2 - 2 Stunden vor dem Schlafen gehen nichts mehr trinkt. Besser ist es, die notwendige Trinkmenge auf den Tag zu verteilen. Regelmäßiges Bettnässen sollte zunächst ärztlich überprüft werden, um Krankheiten an den Nieren oder Harnwegen auszuschließen. Bei einer allgemeinen Schwäche der Blase oder nächtlicher Dunkelangst können folgende Hausmittel Abhilfe schaffen:

● ein beruhigender Johanniskraut-Tee. Hierzu 2 TL getrocknetes Kraut mit 1/4 l kaltem Wasser mischen, einmal aufkochen, kurz ziehen lassen und abseihen. So erhält man einen gut trinkbaren Tee, unter den man auch etwas Zinnkraut mischen kann. Dem Kind gibt man davon tagsüber 1-2 Tassen.

● Kälte wirkt sich auch auf die Blase aus. Hilfreich ist daher, das Bett mit einer Wärmeflasche anzuwärmen und dem Kind leichte Baumwollstrümpfe anzuziehen.

● Mais hilft, die Blase zu stärken. Verwenden Sie daher häufig Maisprodukte wie Keimöl, Polenta aus Maismehl, Maisstärke oder salzfreie Chips als Knabberei.

Bienenstich siehe Insektenstiche (Seite 49)

Bindehautentzündung

Wenn die Augen jucken oder brennen, vermehrter Tränenfluss auftritt und die Lidinnenseiten gerötet sind, liegt eine Bindehautentzündung vor. Zuerst ist oft nur ein Auge betroffen, meist kommt es jedoch auch zur Entzündung des zweiten Auges. Die Bindehautentzündung kann verschiedene Ursachen haben: Reizung durch Licht, ätzende Dämpfe, verbogene Wimpern, starker Wind, Staub, aber auch Infektionen durch Bakterien oder Viren. Selbst allergische Reaktionen sind nicht auszuschließen.
Im Anfangsstadium mit leichtem Verlauf können Hausmittel Abhilfe schaffen, kommt es jedoch zu einer starken Rötung mit Schwellung und gelblichem Tränenfluss, so muss ein Augenarzt aufgesucht werden. Linderung verschaffen und die Heilung fördern:

● durch regelmäßig angewandte Augenkompressen. Hierzu je 10 g Kamillenblüten, Augentrost und Fenchelfrüchte mit 1/4 l heißem Wasser übergießen, 10 Minuten zugedeckt ziehen lassen, dann abfiltern und eine Mullkompresse in die lauwarme Flüssigkeit eintauchen. 5-10 Minuten auf das betroffene Auge legen. Den Vorgang mehrmals täglich wiederholen.

● einen ähnlichen Effekt erhält man durch Salbei-Kompressen. Hierzu 1 EL getrocknete Salbeiblätter mit 1/4 l heißem Wasser übergießen, zugedeckt ca. 15 Minuten lang ziehen lassen, dann durchsieben. Baumwollkompressen in die abgekühlte, noch lauwarme Flüssigkeit eintauchen und auf das betroffene Auge legen. 5-8 Minuten einwirken lassen und mehrmals täglich wiederholen.

● Entzündungen lassen sich auch mit einer Quark (Topfen)-Auflage bekämpfen. Hierzu ein Mulltuch anfeuchten, mit gut abgetropftem Quark (Topfen) dick bestreichen, einklappen und auf das Auge legen. Ca. 20 Minuten lang einwirken lassen, danach mit

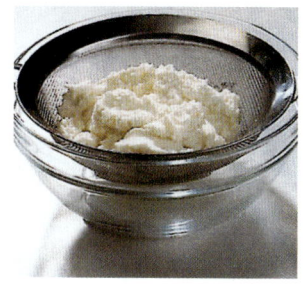

Massieren Sie einen Punkt, der mittig am Fußaußen-rand – ca. handbreit vom kleinen Zeh entfernt liegt. Er soll kurz, aber kräftig massiert werden.

Tipp:
Wichtig ist, dass die erkrankte Person sehr auf Sauberkeit achtet und beispielweise ihre Handtücher nicht mit anderen gemeinsam benutzt.

lauwarmem Wasser abwaschen. 2-3 mal täglich anwenden.

● <u>Akupressur</u> unterstützt die Heilmaßnahmen.

Blähungen

Nach dem Essen können sich im Darm bei der natürlichen Zersetzung von Speisen Gase ent-wickeln, die zu einem aufgeblähten Leib führen, aber auch kolikartige Schmerzen verursachen können. Sogar Atembe-schwerden treten verein-zelt auf. Wer dafür anfällig ist, sollte blähende Spei-sen wie Kohl (Weißkraut), Hülsenfrüchte, Zwiebeln, oder Steinobst (Zwetsch-gen, Pflaumen) meiden. Treten Blähungen auf so können folgende Haus-mittel Linderung ver-schaffen:

● regelmäßig Sauermilch-Produkte zu sich nehmen. Vormittags ein Glas <u>Buttermilch</u> trinken oder einen <u>Joghurt</u> (ohne Früchte) essen, darüber hinaus mageres Fleisch und Zitrusfrüchte bevor-zugen.

● heiße <u>Milch</u>, besetzt mit 4-5 Tropfen <u>Fenchel-</u> oder <u>Nelkenöl</u> (Apotheke) trinken.

● einige <u>Kümmelkörner</u> langsam kauen, dann mit etwas Wasser nach-spülen.

● eine <u>Wärmeflasche</u> auf den Bauch legen oder

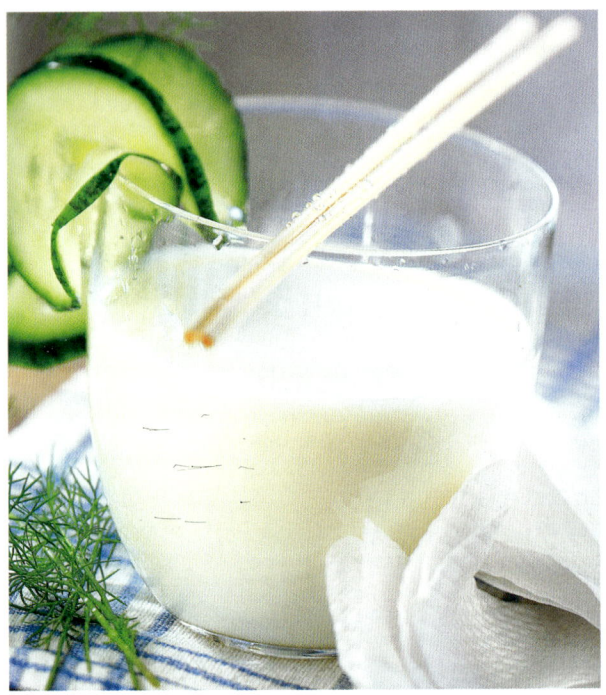

Buttermilch

● einen <u>Bauchwickel</u> anwenden. Hierzu ein Baumwoll- oder Leinentuch (z.B. Küchentuch) in ca. 50 °C heißes Wasser eintauchen, gut ausdrücken und um den Bauch wickeln, mit einem trockenen Handtuch abdecken und den so angelegten Bauchwickel ca. 20 Minuten wirken lassen.
● bewährt hat sich auch <u>Fencheltee</u>. Hierzu 1 TL zerdrückte Fenchelfrüchte mit 1/4 l kochendem Wasser übergießen, ca. 10 Minuten zugedeckt ziehen lassen, dann abgießen und lauwarm trinken. Regelmäßig genossen – ca. 3 Tassen/Tag – hilft er, die Darmtätigkeit langfristig zu regulieren.
● auch ein Aufguss aus <u>Anis</u> hilft bei akuten Blähungen.

Blasen

Nach langen Wanderungen oder intensiv betriebenem Sport können – meist durch das Tragen neuer Schuhe oder falscher Strümpfe verursacht – Blasen auftreten. Einmal gebildet, sollten sie niemals aufgestochen werden, denn geschlossen heilen sie schneller. Platzt eine Blase dennoch, so muss die nun offene Wunde desinfiziert und am besten mit einem Pflaster überklebt werden. Linderung verschaffen:

● <u>Fußbäder mit Eichenrinde</u>. Hierzu 3-4 gehäufte TL in 1/2 l heißem Wasser ansetzen, dann 20-30 Minuten köcheln lassen, abgießen und die Hälfte des Suds in ein warmes Fußbad geben. Vorher einige Tropfen Zitronensaft einrühren, da die Eichenrinde leicht färbt. Einige Stunden später die zweite Hälfte anwenden.

● wirkungsvoll ist eine <u>Heilsalbe</u>, die aus 3 Teilen <u>Glyzerin</u> und 1 Teil <u>Arnika</u>tinktur (Apotheke) angerührt wird. Diese gibt man auf die Blase und fixiert mit einer Bandage.

● 4-5 Tropfen <u>Teebaumöl</u> in eine kleine Schale mit lauwarmem Wasser geben, eine Mullkompresse darin eintauchen und auf die Blase legen. 10 Minuten einwirken lassen.

Blasenentzündung

Kalte Füße, Unterkühlung und übermäßiger Stress sind die häufigsten Ursachen einer Blasenentzündung. Krampfartige Schmerzen oder Brennen beim Wasserlassen sowie trüber, meist dunkler Harn sind deutliche Anzeichen. Jetzt können bewährte Hausmittel noch Abhilfe schaffen, tritt jedoch Fieber auf, so sollte sofort ein Arzt aufgesucht werden. Hilfreich sind:

● zunächst einmal damit beginnen, <u>viel</u> zu <u>trinken</u>, denn die Blase muss „durchgespült" werden, um Bakterien schnellstmöglich auszuschwemmen. Versuchen Sie einen halben Liter Flüssigkeit / Stunde aufzunehmen. Mineralwasser, Früchte-

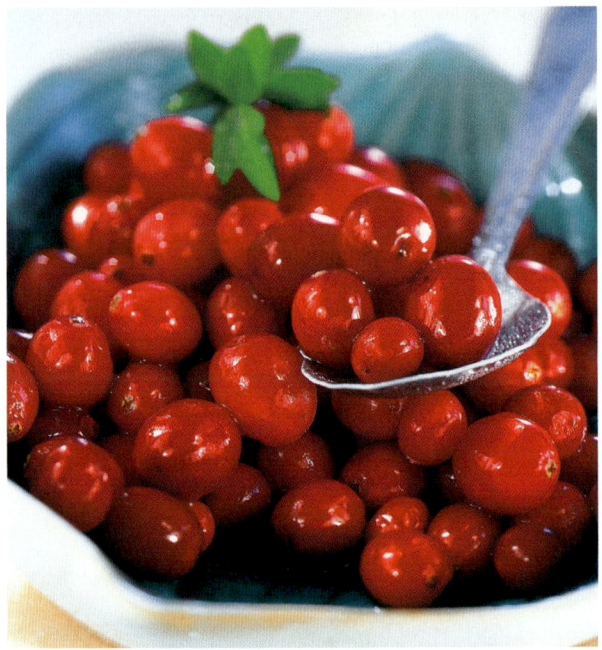

Moosbeeren

tees und verdünnte Säfte (z.B. Apfelschorle) sind gut geeignet. Meiden Sie jedoch Kaffee oder schwarzen Tee.

● <u>Rote-Bete-Saft</u>, sowie <u>Johannisbeer</u> (Ribisel)- oder <u>Orangensaft</u> hemmen das Bakterienwachstum, da sie den Säuregrad des Urins erhöhen. 2 mal täglich zu einem dieser Säfte greifen.

● wirkungsvoll ist ein <u>Tee</u> <u>aus Hagebuttenkernen</u>. Hierzu 3-4 TL Hagebutten-kerne mit 1/2 l Wasser für ca. 15 Stunden ein-weichen, dann ca. 45 Minu-ten lang köcheln lassen und anschließend ausfiltern. Den vanilleartig schme-ckenden Tee trinkt man lauwarm 3-4 mal täglich zwischen den Mahlzeiten.

● <u>warme</u>, aufsteigende <u>Fußbäder</u> helfen ebenfalls. Hierbei mit lauwarmem

Wasser beginnen, dann die Temperatur erhöhen (bis 40 °C) und nach ca. 10 Minuten die Füße kräftig trockenreiben, dann warme Strümpfe anziehen und – gut zugedeckt – liegend ausruhen.

● eine <u>Wärmeflasche</u>, auf die Blasengegend aufgelegt, sorgt für Entspannung.

● überaus wirkungsvoll sind <u>Moosbeeren</u> (engl. Cranberries). Am besten verwendet man frische Früchte, die jedoch gedünstet werden müssen oder Moosbeeren-Saft (Reformhaus). Die Früchte enthalten eine Säure, die antibakteriell wirkt, zudem liefern sie viel Vitamin A und C.

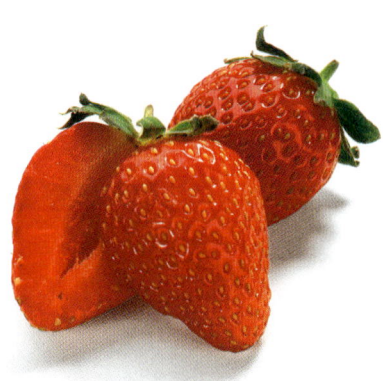

Blasenschwäche (Inkontinenz)

Blasenschwäche kann verschiedene Ursachen haben. Wichtig ist, bei nicht organisch bedingter Schwäche, die Becken-bodenmuskulatur durch gezielte Gymnastik zu stärken. Zur Unterstützung hilft:

● <u>harntreibende Getränke</u> wie Cola, Kaffee oder schwarzen Tee <u>meiden</u>, statt dessen auf Früchte-tee oder verdünnte Fruchtsäfte umsteigen.

● täglich 100 g <u>Erdbeeren</u> essen, sie enthalten verschiedene Nährstoffe, u.a. Gerbstoffe, die die Blase stärken.

● einen guten Effekt haben die Kürbiskerne oder Extrakte daraus. Kauen Sie daher ca. 30 g Kürbiskerne/Tag und verwenden Sie das Öl dieser Frucht regelmäßig für Salate.

● ein Heublumen-Vollbad (s. Seite 12) oder Sitzbad hilft bei Stress-Inkontinenz, da es eine durchblutungs-fördernde, kräftigende Wirkung hat.

● bei nervöser Reizblase hilft eine Kräutertee-Mischung, bestehend aus 20 g Johanniskraut, 20 g Melisse, 20 g Hopfen und 10 g Kalmuswurzel. Die getrockneten Kräuter mit 1/2 l kochendem Wasser übergießen und zugedeckt 10-15 Minuten ziehen lassen, danach abseihen. 2-3 Tassen täglich trinken, bei Bedarf mit Honig süßen.

Blutdruck, hoch

Hoher Blutdruck ist Ursache für zahlreiche Herz-Kreislauferkrankun-gen. Herzinfarkt, Nieren-versagen oder Schlag-anfall sind häufige Spätfolgen eines jahre-langen Hochdrucks. Entspannung, regelmäßig Sport und eine gezielte Ernährung mit wenig Salzzufuhr sind erste Schritte zur Einleitung hilfreicher Maßnahmen. Darüber hinaus können sich folgende Ratschläge blutdrucksenkend auswirken:

● 1 EL Apfelessig in 1 Glas Wasser geben und regelmäßig vormittags trinken.

● Weißdorn ist ein wirkungsvolles Mittel zur Förderung der Durch-blutung. 2 gehäufte TL getrocknete Blüten mit 1/4 l siedendem Wasser überbrühen, dann 10 Mi-nuten zugedeckt ziehen lassen, abseihen und jeweils nach dem Essen 1 Tasse davon trinken. Tagesdosis: 3 Tassen über mindestens 3 Monate verteilen.

● kaliumreiche Kost bevorzugen (z.B. Bananen, Rosinen,

Hülsenfrüchte, Fisch, Gemüse), um den Wassertransport aus den Zellen zu unterstützen.

● frischer Knoblauch (1-2 Zehen/Tag) wirkt blutdrucksenkend. Am besten kalten Speisen z.B. Salat zugeben. Warme Gerichte erst nach Fertigstellung mit frisch gepresstem Knoblauch abrunden.

● regelmäßig grünen Tee trinken.

● ebenso wirkungsvoll ist Grapefruitsaft. 1 Glas regelmäßig morgens getrunken hilft, den Blutduck zu senken.

● „Gefäßtraining" durch milde Wasseranwendungen, z.B. Wechselarm oder Fußbäder mit Zusatz von Melisse (kaltes Armbad: 12-16 °C Wassertemperatur, warmes Armbad: 36-39 °C Wassertemperatur) in zwei verschiedenen Gefäßen. Man taucht die angewinkelten Arme oder die Unterschenkel ein. Zuerst ca. 2-3 Minuten im warmen Wasser baden, dann für ca. 10 Sekunden in die kalte Flüssigkeit eintauchen. 2-3 mal die Gefäße wechseln. Mit dem kalten Wasser aufhören, die Feuchtigkeit abstreifen und mit einem weichen Handtuch trockentupfen.

Blutdruck, niedrig

Niedriger Blutdruck tritt dann auf, wenn der Querschnitt der Blutgefäße relativ groß ist und es dem Herz nur bedingt gelingt, einen ausreichend hohen Druck aufzubauen. Schwindel, schnelle Ermüdung und Abgeschlagenheit sind deutliche Anzeichen. Als erstem Schritt sollte man darauf achten, mehrmals täglich kleine Portionen zu essen. Ansonsten wirken sich positiv aus:

● Rosmarin-Tee (immer morgens trinken). Hierzu einen gehäuften TL in 1/4 l Wasser ansetzen, dann kurz erhitzen, abseihen und lauwarm trinken. Auch ein Rosmarin-Vollbad tut gut. Hierzu 1 Tasse gehackte Rosmarinblätter

(ca. 100 g) mit 1 l kaltem Wasser aufkochen, ca. 30-40 Minuten ziehen lassen, dann abseihen und einem Vollbad zusetzen. Nur tagsüber, nicht abends, anwenden.
● Süßholz-Stangen (aus dem Reformhaus) „knabbern" (2-3 Stück/Woche).

● Wechselduschen (mit kaltem / warmen Wasser).

● morgens Kaffee oder schwarzen Tee trinken.

Darmträgheit siehe Verstopfung

Depressionen

Depressionen äußern sich durch Niedergeschlagenheit, Willensschwäche, pessimistische Stimmung, Schwermut oder sogar Lebensangst. Berufliche oder familiäre Probleme, Lichtmangel in den Wintermonaten oder Witterungseinflüsse können Ursachen sein. Hilfe eines Psychotherapeuten ist notwendig, wenn das Stimmungstief länger anhält. In überschaubaren Problemen hilft:

● Johanniskraut-Tee, hierfür 2 TL Johanniskraut in 1/4 l kaltes Wasser mischen, einmal aufkochen, kurz 3 Minuten ziehen lassen, dann abseihen. So erhält man einen guten Tee, der am bestens morgens und abends getrunken wird. Die Kur sollte ca. 4 Wochen durchgeführt werden. In dieser Zeit Sonne meiden, da Johanniskraut die Haut lichtempfindlich macht.

● entspannende Vollbäder mit Lavendel oder Jasminöl ansetzen.

● lange Spaziergänge in frischer Luft, möglichst bei Sonnenschein, durchführen und Vitamin E-reiche Nahrung (z.B. rohe Paprika, Nüsse, Sonnenblumen- oder Weizenkeimöl, Fisch) bevorzugen.

● regelmäßig Speisen essen, die mit Hafer angereichert werden (z.B. Müsli mit Haferflocken, dazu Milch, Nüsse und

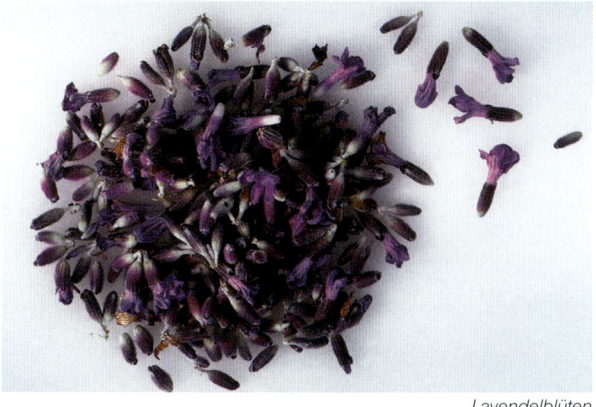

Lavendelblüten

Obst; Suppen Saucen oder Gebäck aus Hafermehl).

● auch die <u>Vitamine der B-Gruppe</u> (B_1, B_2, B_6, und B_{12}) stärken die Nerven und bekämpfen somit ein Stimmungstief. Besonders reichhaltig an Vitamin B sind z.B. Soja -oder Weizenkeime, Vollkornbrot, Hefegebäck, Fleisch insbesondere Schweine -fleisch-, Eier und Milch.

Durchfall (Darmgrippe)

Verdorbene Speisen, zu kalte Getränke bei heißem Wetter, falsche Ernährung sowie Angst- oder Schreckzustände können Durchfall verursachen. Dauert er länger als 3 Tage an, und ist er mit Fieber oder blutigem Stuhl verbunden, so ist unbedingt ein Arzt aufzusuchen. Auch ist Vorsicht geboten, wenn Durchfallerkrankungen regelmäßig wiederkehren. Bei akutem Durchfall versucht der Körper, belastende Stoffe schnell auszuscheiden. Dann sind folgende Methoden hilfreich:

● zunächst den enormen <u>Flüssigkeits- und Mineral-stoffverlust unbedingt ausgleichen</u>. Am besten eignen sich stille Mineral-

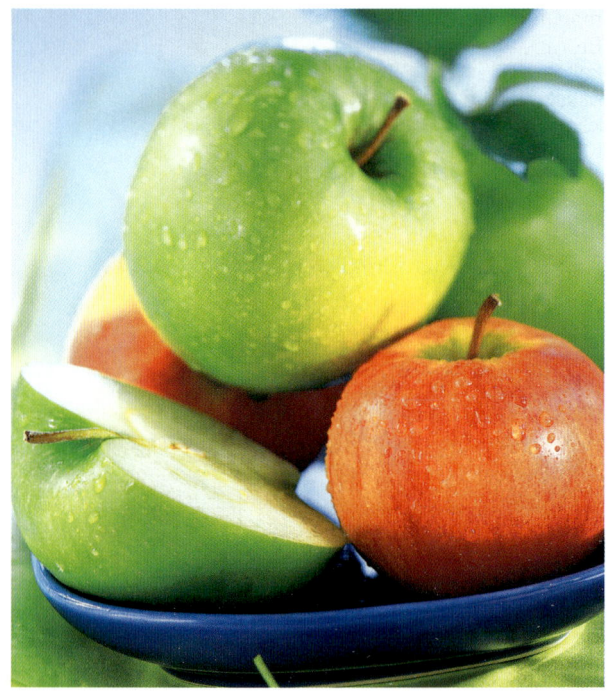

wässer, denen 1 Prise Salz zugesetzt wird. Aber auch schwarzer Tee bzw. Kräuter- oder Früchtetee sind sinnvoll. Gesüßt wird am besten mit Traubenzucker.

● geriebene Äpfel. 1-2 nicht zu säuerliche Äpfel schälen, reiben und stehen lassen, bis sie leicht braun sind. In kleinen Portionen lang-

sam essen. Die im Apfel erhaltenen Pektine quellen auf und beruhigen so den Darm. Neben Äpfeln ist auch eine reife, zerdrückte Banane wirkungsvoll.

● bei Durchfall hilft auch Brombeerblätter-Tee. Die Blätter enthalten Gerbsäure, die entzündungshemmend auf die Darmschleimhäute wirkt. Für einen Tee-Aufguss gibt man 4-5 TL getrocknete Brombeerblätter in 1/2 l kaltes Wasser, lässt die Mischung 5 Minuten lang köcheln, dann von der Kochstelle nehmen und 10-15 Minuten ziehen lassen. Danach abgießen und 3-4 Tassen/Tag langsam trinken.

● eine <u>Wärmflasche</u> auf den Bauch legen, um den Darm zu beruhigen.

Eisenmangel (Anämie)

Auffällig blasse Haut, häufig auftretende Kopfschmerzen, Müdigkeit, Reizbarkeit, spröde Haut und dünne Haare sind deutliche Anzeichen. Vor allem Schwangere sind anfällig. Vorbeugend können Sie Eisenmangel wie folgt entgegenwirken:

● stellen Sie ihre Ernährung um und essen Sie bevorzugt Kürbis, Petersilie, Erbsen, Vollkornbrot, Karotten, und Hülsenfrüchte. Auch Gemüsesäfte, vor allem <u>Rote-Bete-Saft</u> sind hilfreich.
Übrigens: <u>Vitamin C</u> steigert die Eisenaufnahme, daher geben Sie allen Speisen oder Säften einige Tropfen Zitronensaft hinzu. Koffein „bindet" Eisen, d.h. Sie sollten nach einem eisenhaltigen Gericht keinen Kaffee oder schwarzen Tee trinken.

● <u>Brennnessel</u> hat einen sehr hohen Eisengehalt. Den Saft erhalten Sie in Reformhäusern. Manchmal findet man in Naturkostläden auch frische Brennnessel-Blätter, die man wie Spinat zubereitet und mit Zitronensaft abrundet.

● <u>Eisenkraut-Tee</u>. Hierzu 2 TL Eisenkraut in 1/2 l Wasser geben, ca. 10 Minuten köcheln lassen, dann abgießen und täglich 2-3 Tassen trinken.

Tipp:
Möchten Sie Blätter- oder Kräutertees fein filtern, so gießen Sie den Ansatz am besten durch einen Kaffee-Papierfilter.

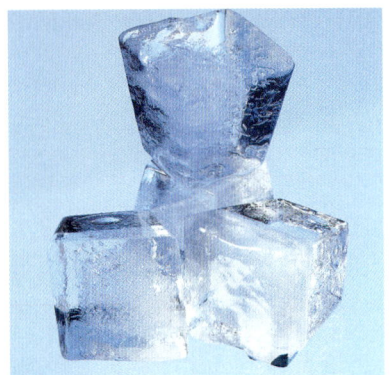
Eiswürfel

Ekzeme

Auslöser für Ekzeme können Störungen des Stoffwechsels und Überempfindlichkeit gegenüber verschiedensten Stoffen wie Deo-Stiften, Hautcremes, Haarfarbe, Reinigungs- und Putzmittel u.a. sein. Meist treten Ekzeme an den eher feuchten Körperstellen auf (z.B. im Bereich der Knie- oder Ellenbogenbeugen, unter den Achselhöhlen oder im Gesicht). Die notwendige ärztliche Behandlung kann durch folgende Hausmittel zusätzlich unterstützt werden:

● zunächst einmal versuchen Sie, <u>viel</u> zu <u>trinken</u>, um den Stoffwechsel anzuregen und Giftstoffe auszuschwemmen. Geeignet sind stille Mineralwässer, verdünnte Fruchtsäfte und Kräutertee. Vor allem <u>grüner Tee</u> zeigt gute Wirkung.

● gegen den quälenden Juckreiz helfen kalte Umschläge. Hierzu zerstoßenes <u>Eis</u> in eine Plastiktüte geben, mit einem trockenen Tuch umwickeln und auf die betroffene Stelle legen.

● altbewährt ist auch die <u>Behandlung mit Eigen-Urin</u>. Hierbei wird das Ekzem mehrmals täglich mit frischem Urin betupft, den man nach ca. 5-6 Minuten mit lauwarmen Wasser wieder abwischt. Für die Nachbehandlung können Sie die betroffenen Stellen dünn mit Oliven-Öl einreiben.

🔴 wirkungsvoll sind auch Umschläge aus getrockneten Veilchen. Hierzu 2 TL getrocknete Blüten und Blätter mit 1/4 l kaltem Wasser übergießen, dann aufkochen und zugedeckt ca. 15 Minuten ziehen lassen. Abgießen, mit kaltem Wasser verdünnen, ein sauberes Baumwolltuch eintauchen und auf der betroffenen Stelle mit Hilfe der Bandage fixieren. Etwa 15-20 Minuten einwirken lassen.

Erbrechen

Bei vorübergehendem, kurzfristigen Erbrechen, dessen Ursache falsche Ernährung, übermäßiger Alkoholgenuss, verdorbenes Essen oder Ekel sein kann, ist das Einlegen eines Fastentages zunächst sinnvoll. Ist der Brechreiz abgeklungen, so kann man mit folgenden Hausmitteln versuchen,

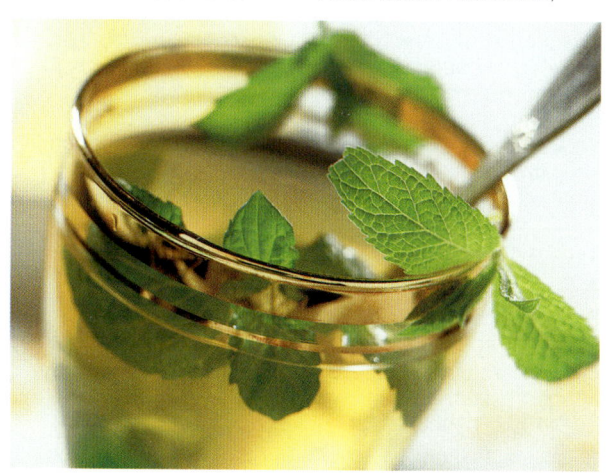

Pfefferminztee

Linderung zu verschaffen:

● lauwarmes Salzwasser (1 Prise Salz in 1 Glas stilles Wasser geben) und in kleinen Schlucken trinken.

● Pfefferminztee trinken. Hierzu 15 g trockene Minzblätter mit 1/2 l heißem Wasser über-gießen, nach 5-6 Minuten abseihen und täglich – jedoch nicht am Abend – 2-3 Tassen trinken.

● bei nervösem Erbrechen hilft Baldrian. Hierzu 1 Tee-löffel mit 1/4 l heißem Wasser aufbrühen, einige Minuten ziehen lassen, dann abgießen.

Erkältung

Eine Erkältung kann sich verschiedenartig ankündi-gen. Vorboten sind Kopf- oder Halsschmerzen, Heiserkeit, leichtes Fieber, Husten, eine „laufende" oder sogar trockene Nase. Ursache ist häufig eine Unterkühlung oder eine Bakterieninfektion. Wirkungsvoll Abhilfe schaffen:

● viel trinken, denn der Körper braucht vermehrt Flüssigkeit.

● eine aufkommende Erkältung mit reichlich Vitamin C aus 1 frisch ausgepressten Zitrone, 2-3 ausgepressten Apfelsinen oder 1 Kiwi behandeln .

● langes „Gesund-schlafen" (1-2 Tage Bett-ruhe), am besten nach einer vorangegangenen Schwitzkur. Für einen gehaltvollen Schwitz-Tee 2 geh. TL Lindenblüten mit 1/4 l heißem Wasser überbrühen, mit Honig süßen und so heiß als möglich trinken, Sie können auch 1 TL Holunder (Holler)-blüten dazugeben.

● bei ersten Anzeichen ansteigende Fußbäder. Hierzu die Füße in warmes Wasser stellen und soviel heißes Wasser zugießen, bis ca. 40 °C erreicht sind. Nach 5-8 Minuten die Füße gut abtrocknen, warme Strümpfe anziehen und gut zudecken. Mindestens 1/2 Stunde ausruhen.

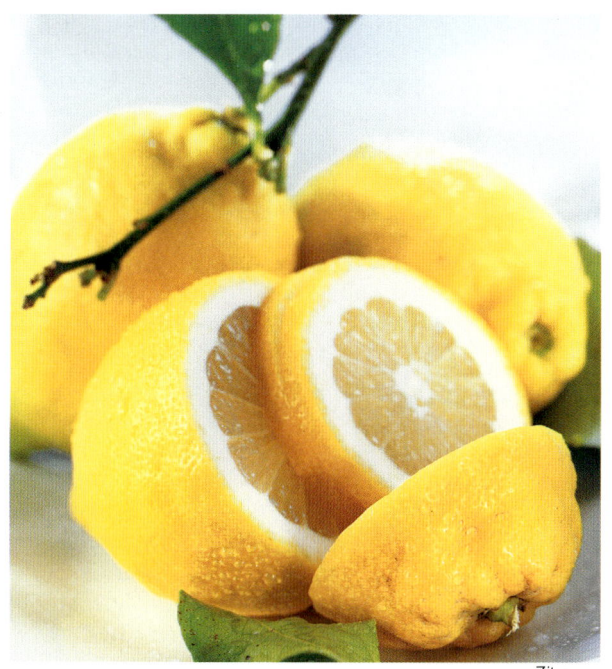

Zitronen

● <u>Inhalieren</u> hilft. Hierzu 3 EL getrocknete <u>Kamillen-blüten</u> in 1 Liter kochendes Wasser geben. Den dampfenden Topf vor sich auf einen hitzebeständigen Untersatz geben, den Topf darüber halten und mit einem großen Tuch überdecken. Den Dampf mindestens 5-8 Minuten durch Mund sowie Nase einatmen, dann das Gesicht kalt abwaschen.

Tipp:
Schon Großmütter wussten, dass bei einer Erkältung heiße Hühner-brühe mit Gemüse, Nudeln und frischer Petersilie die Nasen-schleimhäute zum Ab-schwellen bringt. Warum das so ist, können Forscher nicht heraus-finden, die Wirkung ist jedoch wissenschaftlich bestätigt.

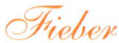

Fieber

Fieber ist eine normale Abwehrfunktion des Körpers, die nicht immer sofort mit Medikamenten bekämpft werden muss. Auch Kinder bekommen schnell hohes Fieber. Hat die Temperatur jedoch 39,5 °C überschritten und hält an, so muss ein Arzt entscheiden, ob absenkende Maßnahmen einzuleiten sind. Bei weniger kritischen Temperaturen helfen:

● kalte Wadenwickel. Hierzu werden zwei Baumwoll- oder Leinentücher in kaltes Wasser getaucht, dann ausgedrückt, man umwickelt jeden Unterschenkel mit je einem Tuch möglichst faltenfrei. Nun gibt man ein größeres, trockenes Tuch darüber und schlägt die Beine darin ein. Mit einer Wolldecke den Körper anschließend zudecken. Die Wadenwickel sollen ca. 15-20 Minuten wirken, bevor man sie 1-2 mal erneuert.

● Fieberkranke müssen viel trinken und Bettruhe halten. Als Getränke eignen sich stille Mineralwässer, verdünnte Fruchtsäfte oder lauwarme Kräutertees.

● „Essig"-Socken. Hierzu 1 Teil Essig mit 6 Teilen warmen Wasser mischen, Baumwollsocken darin eintauchen, ausdrücken und anziehen.
Mit trockenen Baumwoll- oder Wolltüchern die Beine umwickeln und die Socken ca. 45 Minuten lang anbehalten, dann den Vorgang wiederholen.

Füße
Kalte Füße

Ursachen für kalte Füße können Durchblutungsstörungen, Anämie (Blutarmut), Gefäßerkrankungen, aber auch Herzschwäche sein. Bei länger anhaltenden Problemen sollte ärztlicher Rat eingeholt werden. Grundsätzlich kann man mit folgenden Hausmitteln Abhilfe schaffen:

● Wechsel-Fußbäder (s. Seite 21)

● Fußbad im warmen Salzwasser. Für ein angenehmes Salzfußbad gibt man 4-5 EL Salz in 5 l warmes Wasser. Die Dauer der Anwendung sollte ca. 8-10 Minuten betragen. Danach warme Baumwoll- oder Wollstrümpfe anziehen.

● Wassertreten in ca. 18 °C kaltem Wasser, in der Badewanne mit rutschsicherer Einlage. Danach die Füße kurz trocknen und warme Wollsocken anziehen.

● als angenehm werden auch Einreibungen mit Franzbranntwein oder Rosmarinspiritus empfunden.

Geschwollene Füße

Sie deuten ebenfalls auf Gefäßerkrankungen hin. Auch ein Nierenleiden kann Ursache sein. Enge Schuhe oder hochsommerliche Temperaturen sowie langes Sitzen mit engen Socken können ebenfalls geschwollene Füße verursachen. In diesem Fall helfen:

● Hochlegen der Beine mit anschließendem Bewegungstraining (Kreisen, Wippen der Füße, leichtes „Luftradeln")

● feuchte Wadenwickel (s. Seite 30), diese jedoch nur ca. 5-8 Minuten lang anwenden.

● viel stilles Wasser trinken, um die Nieren zu aktivieren.

● ein Fußbad mit Rosmarin-Zusatz lindert ebenfalls Schwellungen. Hierzu kocht man 30 g getrocknete Rosmarinblätter in 1 l kaltem Wasser auf, dann ca. 30 Minuten ziehen lassen, absieben und dem Fußbad zusetzen.

Fußpilz

Schwimmbäder, Waschräume in Sporthallen oder Saunen sind Wachstumsorte für Pilzsporen.

Werden nach Ansteckung luftdichte Schuhe oder synthetische Strümpfe getragen, so kann sich der

Pilz leicht ausbreiten. Helfen die nachfolgenden Tipps nicht, so ist ein Arzt aufzusuchen. Empfehlenswert ist:

● trocknen Sie alle feuchten Stellen zwischen den Zehen am besten mit kleinen Röllchen aus Baumwollmull trocken. Diese nach dem Duschen einige Minuten lang stecken lassen, um sicher zu sein, dass die Zwischenräume gut getrocknet sind.

● ein lauwarmer Fön hilft, mehr Trocknung zu erreichen, danach die Füße einpudern.

● tragen Sie Baumwoll- oder Wollstrümpfe, die sich bei mindestens 60 °C waschen lassen. Wechseln Sie diese täglich.

● Teebaumöl wirkt pilztötend. Geben Sie ca. 10 Tropfen in eine warme Schüssel und baden Sie die Füße darin täglich.

Tipp:
Fußpilz ist sehr ansteckend! Daher: Handtücher oder Waschlappen nur getrennt benutzen. Am besten ein Handtuch nur für die Füße verwenden. In Schwimmbädern am besten Badeschuhe tragen.

Fußschweiß

Fußschweiß ist unangenehm, zwar liegt meist keine ernsthafte Erkrankung vor, dennoch kann der den Fußschweiß begleitende Geruch überaus störend sein. Grundsätzlich sollte man Baumwoll- oder Wollstrümpfe tragen und Strümpfe mit anderen Material-Zusammensetzungen meiden. Darüber hinaus brauchen die Füße viel Luft. Strümpfe und Schuhe täglich wechseln. Bei Fußschweiß hilft:

● regelmäßiges Trinken von Salbeitee. Für einen wirkungsvollen Tee nimmt man 3 gehäufte TL getrocknete Salbeiblätter, überbrüht sie mit 1/4 l heißem Wasser, ca. 10 Minuten zugedeckt ziehen lassen, dann durchsieben

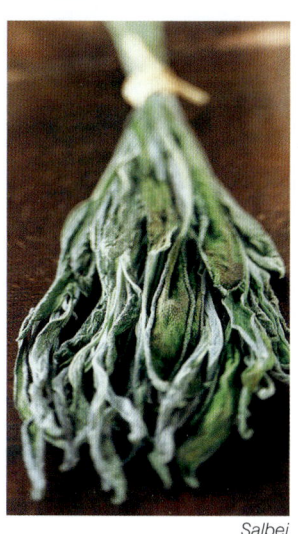

Salbei

und täglich 2-3 Tassen warm trinken.

● <u>Meersalz-Fußbäder</u>. Hierzu 1/2 Tasse Meersalz in 5 l warmes Wasser geben umrühren und die Füße darin Baden. Anschließend abduschen und gut trocknen.

● einen ähnlichen guten Effekt hat ein <u>Eichen-rinden-Fußbad</u>. Hierzu 1 EL Eichenrinde mit 1/4 l Wasser ca. 30 Minuten lang kochen, dann abseihen und unter 5 l warmes Wasser mischen. Die Füße darin ca. 8-10 Minuten lang baden.

Furunkel (Geschwür)

Furunkel sind tiefe, bakterielle Entzündungen im Bereich einer Haar-wurzel. Sie können verschieden groß werden und sehr schmerzhaft sein. Da die weißen Blutkörperchen die Erreger abtöten, entsteht Eiter, der unter der Hautoberfläche sichtbar wird. Treten Furunkel häufig auf, so sind Sie ein Zeichen für ein schwaches Immunsystem. Große Entzündungen, vor allem im Gesicht, müssen von einem Arzt behandelt werden. Bei kleinen Furunkeln hilft:

● <u>Wärme.</u> Sie lindert den Schmerz und fördert das Aufbrechen. Eine in heißem Kamillentee (s. Seite 53) getränkte Kompresse alle 1 1/2 - 2 Stunden auflegen.

● <u>Teebaumöl</u> bekämpft den Eiter. Geben Sie 5-6 Tropfen auf einen Mull-kompresse und betupfen Sie die entsprechenden Stellen damit, 3-4 mal täglich wiederholen.

- hat sich der Eiter entleert, so kann die entzündete Stelle mit Kamillenspülung oder einer Ringelblumensalbe behandelt werden.

Gallenbeschwerden

Gallenbeschwerden zeigen sich durch Fettunverträglichkeit, Druckgefühl im Oberbauch, ja sogar durch kolikartige Schmerzen unter den rechten Rippen. Bei einer akuten Erkrankung ist unbedingt ein Arzt aufzusuchen. Sollten Sie jedoch nur gelegentlich Beschwerden verspüren, so hilft:

- eine Wärmeflasche oder feucht-heiße Wickel auf den rechten Oberbauch legen. Für die Wickel ein kleines Tuch, z.B. Gästehandtuch, in heißes Wasser geben, gut ausdrücken, auflegen und mit einem trockenen Tuch abdecken. Mindestens 10 Minuten einwirken lassen.

- auch Umschläge mit Leinsamen sind ein bewährtes Mittel. Hierzu 100 g ganze oder geschrotete Samen in 200 ml Wasser aufkochen, abkühlen lassen und den noch sehr warmen Brei fingerdick auf ein Mulltuch streichen, abdecken und

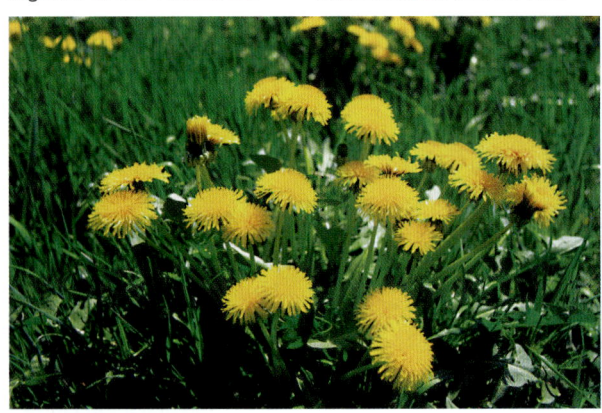

Löwenzahn

auf die rechte Oberbauchseite legen. Mit einem trockenen Tuch abdecken. Etwa 20 Minuten einwirken lassen.

● regelmäßig abends ein Glas Grapefruitsaft trinken.

● bei Gallenbeschwerden Alkohol, Koffein (Kaffee, schwarzer Tee), fette sowie blähende Speisen und Zucker meiden. Statt dessen gedünstetes Gemüse, gekochte Kartoffeln, gegrilltes Fleisch und Obst (kein Steinobst) essen. Ein geriebener Apfel oder gedünstete Artischocken fördern den Gallenfluss und schaffen langfristig Besserung.

● auch Kräutertees, die viele Bitterstoffe enthalten, regen die Gallenfunktion an und vermeiden einen Gallenstau. Eine Trinkkur mit Pfefferminztee (vormittags) und Löwenzahn- bzw. Wermut-Tee (abends) ist überaus wirkungsvoll. Für einen Löwenzahn-Tee gibt man 1 1/2 - 2 TL getrocknete Blätter sowie Wurzeln auf 1/4 l kaltes Wasser. Nach dem Aufkochen 20 Minuten ziehen lassen, dann abseihen.
Die Menge reicht für 2-3 Tassen Tee, den man am besten vor dem Essen trinkt.

Gerstenkorn

Ein Gerstenkorn ist eine bakterielle Infektion des Augenlids, die sich durch Rötung oder Schwellung ankündigt. Hilfreich sind:

● schwarzer Tee im Beutel in heißes Wasser geben, kurz ziehen lassen, herausnehmen, ausdrücken und noch warm für einige Minuten auf die entzündete Stelle legen.

● ein Wattestäbchen (Ohrreiniger) in Rhizinusöl

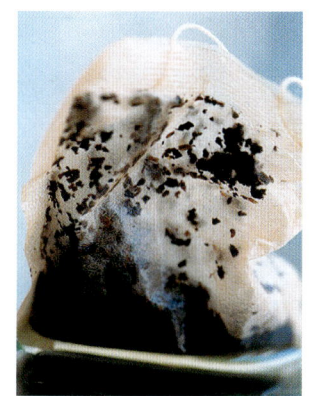

eintauchen und die betroffene Stelle damit mehrmals täglich betupfen.
● Quark (Topfen)-Packungen wirken abschwellend. Hierzu 2 EL Quark mit etwas Milch glatt rühren, auf eine Mullkompresse auftragen und für 15-20 Minuten auf das betroffene Auge legen. 2-3 mal täglich wiederholen.

Geschwür siehe Furunkel

Grippe

Husten, schnell ansteigendes Fieber, Kopf- und Gliederschmerzen sind häufige Anzeichen einer Grippe. Da diese von Viren übertragen wird, helfen Medikamente nicht. Mit viel Ruhe und den im Kapitel „Erkältung" (s. Seite 28) beschriebenen Maßnahmen lässt sich eine Grippe am besten bekämpfen. Bei Fieber helfen Wadenwickel oder Essig-Socken (s. Seite 30). Je nach Verlauf, ist ein Arzt zu Rate zu ziehen.

Haarausfall

Haarausfall kann verschiedenen Ursachen haben. Meist liegen hormonelle Umstellungen oder Stress vor. Auch wenn der Östrogenhaushalt der Frau gestört ist, kann Haarausfall jedoch familiär oder altersbedingt sein. Eine Störung der Drüsen, die Erkrankung der Kopfhaut sowie eine Infektionskrankheit können ebenfalls Ursachen für Haarausfall sein. Positiv wirken:
● regelmäßige, etwa 5-minütige Kopfmassagen fördern die Durchblutung der Kopfhaut.
● die Haare nur mit lauwarmem Wasser waschen, zudem 3 mal wöchentlich die Kopfhaut mit einer Brennnessel-Abkochung einreiben. Hierzu 1 Handvoll Brennnessel-

Blätter in 1/2 l Wasser für 10 Minuten kochen, abkühlen lassen und mit 1/4 l Obstessig mischen.

● <u>Kieselsäure</u> regt den Haarwuchs an. Hafer und Weizenkleie enthalten besonders viel davon. Regelmäßig morgens im Müsli eingerührt, wirken sie sich überaus positiv aus.

● <u>Zwiebeln</u> enthalten Schwefel, der zum Aufbau der Haarstruktur benötigt wird. Mit einer geschälten, halbierten Zwiebel die Kopfhaut ca. 5-10 Minuten lang einreiben, dann etwa 30 Minuten abwarten und das Haar mit einem milden Shampoo waschen.

● eine <u>Bier-Kur</u> kräftigt das Haar. Hierzu nach dem Waschen 100 ml helles Bier in die Kopfhaut einmassieren, den Kopf mit einem warmen Handtuch umwickeln, ca. 15 Minuten abwarten, dann ausspülen. Die Haare an der Luft trocknen.

● Frauen sollten regelmäßig <u>Salbei-Tee</u> trinken. Salbei enthält einen dem Hormon Östrogen ähnlichen Wirkstoff (Östrogen-

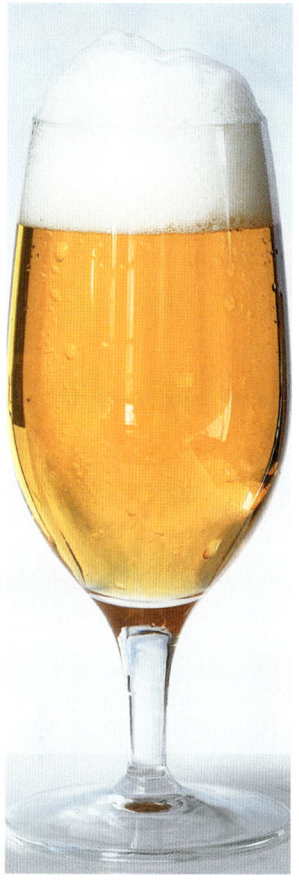

fall). 1-2 TL Salbeiblätter mit 1/4 l heißem Wasser überbrühen, 5-6 Minuten ziehen lassen, dann abgießen. 2-3 mal täglich ungesüßt trinken.

Halsschmerzen

Halsschmerzen sind oft Ursache einer Entzündung der Rachenschleimhaut, verursacht durch zu viel Alkohol bzw. Nikotin, durch Schreien oder langes Sprechen und als Begleiterscheinung einer Erkältung.
Abhilfe schaffen:

● kalte Halswickel.
Ein Baumwolltuch (z.B. Küchentuch) in kaltes Wasser einlegen, gut ausdrücken und locker, jedoch glatt, um den Hals wickeln. Dann mit einem trockenen Tuch (Schal, Handtuch) abdecken. Etwa 15 Minuten einwirken lassen und 1-2 mal täglich wiederholen.

● mehrmals täglich mit lauwarmem Salbei-Kamillentee gurgeln. Hierzu 1 TL Salbeiblätter mit 1 TL Kamillenblüten mischen, mit 1/4 heißem Wasser übergießen, 5 Minuten ziehen lassen, dann abseihen. Lauwarm verwenden.

● über Nacht einen Quark (Topfen)-Wickel auflegen. Hierzu ein angefeuchtetes Tuch, z.B. Küchentuch, mit Quark (Topfen) bestreichen, um den Hals legen und darüber einen Schal oder ein Handtuch wickeln.

● hauptsächlich warme, flüssige Nahrung (Suppen, Tee, Mineralwasser, verdünnter Apfelsaft) zu sich nehmen.

● Heilerde (aus der Apotheke) mit Wasser anrühren, die Masse auf ein feuchtes Tuch streichen und dieses um den Hals legen. Darüber ein trockenes Tuch und zuletzt einen Wollschal geben. Den Wickel solang tragen, bis die Heilerde-Masse trocken geworden ist.

● in ein Glas heißes Wasser je einen EL Honig und Apfelessig geben und umrühren. Langsam trinken.

Hämorrhoiden

Eine schlechte Verdauung, langes Sitzen, Übergewicht und Schwangerschaft sowie eine genetische Veranlagung können Ursachen für diese lästige, quälende Krankheit sein. Hierbei handelt es sich um eine Erweiterung der Mastdarmblutgefäße nach innen oder außen. Abhilfe schaffen Sie so:

● sorgen sie für einen „weichen" Stuhlgang. Dies erreicht man durch ballaststoffreiche Nahrung (z.B. Hülsenfrüchte, Vollkornbrot, Ballaststoff-Knäckebrot, Feigen, faserreiches Gemüse wie Broccoli oder Erbsen) und reichlich Flüssigkeit. Trinken Sie mindestens 3 Liter täglich! Rühren Sie Leinsamen oder Weizenkleie unter die Speisen. Leinsamenöl für Salate verwenden.

● meiden Sie Kaffee, Tee, Alkohol und stark mit Curry, Cayennepfeffer oder Paprika gewürzte Speisen. Diese reizen die Darmschleimhaut.

● die Afterregion muss stets gut gereinigt sein. Unterwegs helfen unparfümierte Pflegetücher. Zu Hause kann man dem Waschwasser eine Kamillentinktur beifügen.

● verwenden Sie besonders weiches Toilettenpapier, das vor der Verwendung am besten angefeuchtet wird, mit kalten Waschungen lassen sich die beschädigten Gefäße ebenfalls behandeln. Danach die betroffene Region mit Leinöl einreiben.

● machen Sie regelmäßig ein Kamillen-Sitzbad (s. Seite 9).

● für die Behandlung von innen trinkt man am besten einen Ringelblumen-Tee. Hierzu 1 TL (5 g) getrocknete Blüten mit 1/4 l heißem Wasser überbrühen, 5-7 Minuten ziehen lassen, dann abseihen und 1-2 Tassen täglich lauwarm trinken.

● regelmäßig Erdbeeren (frisch oder aufgetaut) essen.

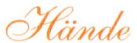

Kalte oder feuchte Hände bzw. rissige oder trockene Haut sind überaus unangenehm. Vor allem im Bereich der Hände. Abhilfe schaffen:

● <u>Wechselbäder</u>. Hierzu die Hände abwechselnd in ca. 18 °C kaltes oder bis zu 38-40 °C warmes Wasser eintauchen. Mit dem warmen Handbad beenden.

● zur Behandlung **feuchter Hände** (Schweiß) ist ein <u>Hand-Bad</u> unter Zugabe von <u>Eichenrinde</u> sinnvoll. Hierzu 250 g Eichenrinde in 1/2 l Wasser abkochen, dann abgießen und den Sud einem Handbad zugeben. Wichtig: Vorher noch ein paar Tropfen Zitronensaft einrühren, da die Eichenrinde leicht färbt. Zur inneren Anwendung trinkt man am besten täglich 1-2 Tassen Salbeitee (s. Seite 32).

● zur Pflege **trockener Hände** hat sich <u>Kamillen-Handcreme</u> bewährt. Hierzu 75 g Vaseline in einem kleinen Gefäß im Wasserbad schmelzen, dann 15 g Kakaobutter sowie 1 TL Lanolinanhydrid (aus der Apotheke) hineingeben und bei ca. 70 °C erweichen. Anschließend gut durchrühren, leicht abkühlen lassen, dann 6 Tropfen Kamillenöl zugeben und untermischen. Kalt verwenden.

● **rissige Hände** behandeln Sie am besten mit einer <u>Ringelblumen-Handcreme</u>. Hierzu 2 EL Ringelblumen-Blüten in 80 ml Olivenöl aufkochen, dann 15 Minuten ziehen lassen. Durch ein Sieb drücken. 20 g Bienenwachs hinzufügen und bei milder Hitze schmelzen. Rühren, bis die Masse cremig ist. Zuletzt 3 Tropfen Melissenöl zugeben, dann abfüllen, abkühlen lassen und stets im Kühlschrank lagern. Abends die Hände damit einreiben, leichte Baumwollhandschuhe anziehen und die Creme über Nacht einwirken lassen.

● **empfindliche Hände** stets mit einer <u>ph-neutralen Seife oder Waschlotion</u> waschen und niemals bürsten.

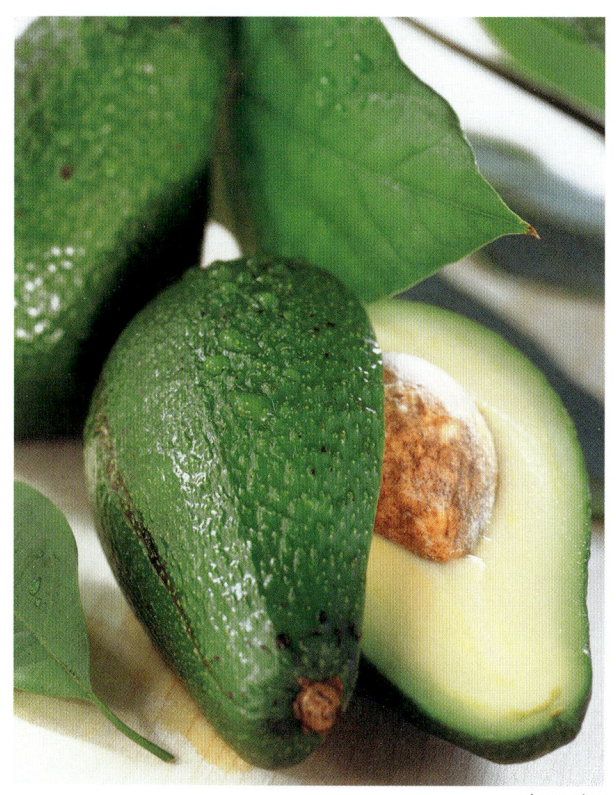

Avocados

● insbesondere im Winter ist es wichtig, angegriffene Hände einmal wöchentlich mit einer wirkungsvollen Packung aufzubauen. Eine Milch-Avocadopaste ist dafür ideal. Hierzu 1/2 vollreife Avocado schälen, den Kern auslösen und in einen Mixer geben. Unter Zugabe von etwas Milch feincremig pürieren. Auf beide Hände auftragen, ca. 20 Minuten einwirken lassen, dann die Hände mit einer neutralen Seife waschen, abtupfen und eincremen.

Haut, fettige

Die Haut ist ein wichtiges Organ. Sie reagiert besonders empfindlich gegenüber Umwelteinflüssen, Ernährungsumstellungen, Stress oder Nikotin und „produziert" einen erhöhten Fettgehalt. Wirkungsvoll ist:

● bei fettiger Haut unbedingt <u>Süßes meiden</u>, d.h. Kuchen, Schokolade, Limonadengetränke und andere zuckerhaltige Speisen deutlich reduzieren oder ganz darauf verzichten.

● eine <u>Joghurt-Packung</u>. Hierzu wird am Abend auf das mit Wasser gereinigte Gesicht 3-4 EL naturreiner Joghurt aufgetragen. In 15-20 Minuten antrocknen lassen, dann mit Milch abwaschen und mit kaltem Wasser nachspülen. Wöchentlich 2-3 mal anwenden.

● zur Beruhigung und Reinigung kann eine <u>Kamillenlotion</u> helfen. Hierzu 1/4 l Wasser, 30 g getrocknete Kamillenblüten, 1 EL Zitronensaft und 40 ml Rosenwasser (aus der Apotheke) bereitstellen. Zunächst das Wasser mit den Kamillenblüten aufkochen, danach zugedeckt ca. 1 Stunde lang ziehen lassen, durchseihen und mit Zitronensaft sowie Rosenwasser mischen. In ein geeignetes, sauberes Gefäß umfüllen. Nach jeder Hautreinigung mit einem Wattebausch auftragen. In einer Woche aufbrauchen, dabei stets kühl lagern.

● einmal wöchentlich, am besten vormittags, eine <u>Hefepackung</u> auftragen. Hierzu ca. 15 g frische Hefe von Hand in wenig lauwarmem Wasser auflösen. Auf die gereinigte Haut aufbringen, ca. 10 Minuten einwirken lassen, dann mit Wasser abspülen.

Tipp:
Zur Abkochung von Blüten, Wurzeln, Rinden oder Hölzern am besten einen emaillierten Topf verwenden.

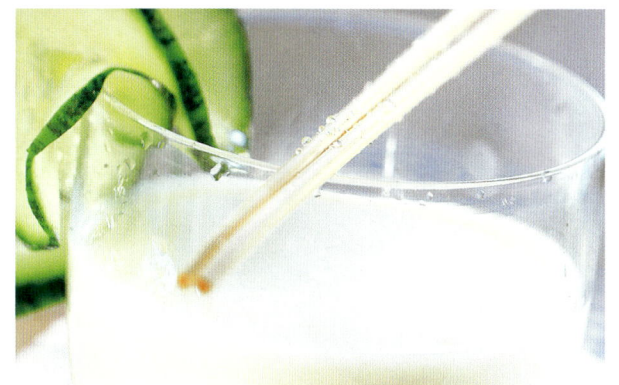

Buttermilch

Haut, trockene

Spannungen, Rötungen und glanzloses Aussehen sind Anzeichen für zu trockene Haut. Ungeeignete Seifen oder Badezusätze, überhitzte Räume und eine einseitige Ernährung sind Hauptursachen. Abhilfe schaffen:
● essen Sie viel frisches Obst und Gemüse. Versuchen Sie, ihrem Körper mehr Vitamin C zuzuführen. Kiwis, Orangen, Zitronen und Fruchtsäfte sind gute Lieferanten. Vitamin C hilft – neben Kupfer und Eisen – den Kollagenaufbau der Haut zu fördern.
● Feuchtigkeitsspender sind Milch und Sahne (Schlagobers). Fügen Sie daher einem warmen Vollbad 1 1/2-2 l Milch, 1/4 l Sahne und 5-6 Tropfen Lavendelöl hinzu. Nach dem Bad die Haut nur leicht trockentupfen, nicht reiben.
● Buttermich hilft von innen und außen. Trinken Sie davon regelmäßig morgens 1 Glas. Für eine Gesichtsmaske 3 EL Buttermilch mit 1 EL Honig mischen und so viel Weizenkleie dazugeben, bis die Masse cremig ist. Auf die Gesichtshaut auftragen, ca. 10 Minuten einwirken lassen, dann mit warmem Wasser abspülen und trockentupfen.

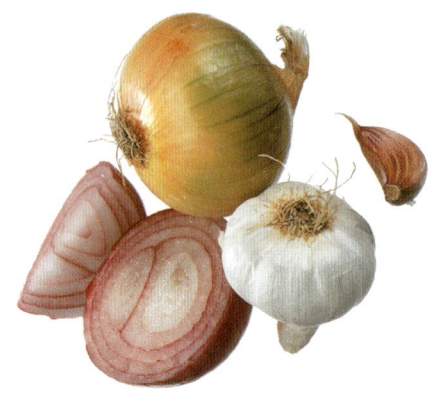

Heiserkeit

Eine rauhe, klanglose
Stimme kann durch
Überanstrengung der
Stimmbänder, Einatmen
von Reizstoffen oder eine
Erkältung in Verbindung
mit einer Halsentzündung
auftreten. Bei häufig
wiederkehrender Heiser-
keit muss unbedingt ein
Arzt die Ursache heraus-
finden. Hilfreich sind:

● als „Sofortmaßnahme"
nicht sprechen und nicht
rauchen. Meiden Sie kalte
Getränke. Trinken Sie nur
lauwarme Flüssigkeiten.
Besonders gut ist warme
Milch mit Honig und etwas
Butter.

● gurgeln und inhalieren
mit Salbei- oder Kamillentee (s. Halsschmerzen
Seite 38).

● ein wirksames Haus-
mittel ist die Anwendung
kalter Wadenwickel
(s. Seite 30).

● mit einem Zwiebelwickel
ist Heiserkeit gut behan-
delbar. Hierzu 2 mittel-
große Zwiebeln schälen,
fein hacken, in einer Pfanne
in etwas Wasser kurz
andünsten, dann auf ein
Baumwolltuch strei-chen,
abkühlen lassen, aber noch
warm auf den Halsbereich
unterhalb des Kinns legen,
festbinden und mit einem
zweiten Tuch fixieren.

Heuschnupfen

Heftiges Niesen, Juckreiz in der Nase, tränende Augen oder sogar eine Nasenschleimhautentzündung sind im Frühjahr oder Sommer deutliche Anzeichen eines allergischen Heuschnupfens. Auslöser ist der Blütenstaub (Pollen) von Kräutern, Sträuchern, Bäumen oder Gräsern. Da das Immunsystem zu viele Histamine zur Pollenabwehr produziert, schwellen die Schleimhäute an. Eine Heilung ist selten erzielbar. Linderung schaffen jedoch folgende Empfehlungen:

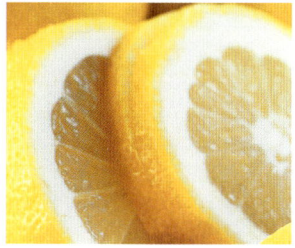

● meiden Sie histaminhaltige Lebensmittel wie z.B. Makrelen, Sardinen oder Thunfisch sowie Alkohol, sonst werden die Nießanfälle noch bestärkt.

● versuchen Sie durch frisches Obst möglichst viel Vitamin C zu sich zu nehmen. 1/2 ausgepresste Zitrone, in einem Glas lauwarmen Wasser, ist bereits der erste Schritt. Raucher brauchen deutlich mehr Vitamin C und sollten intensiv darauf zurückgreifen. Auch Kiwis liefern dieses Vitamin in hoher Dosierung.

● Neben Vitamin C unterstützen auch Magnesium und Kalium die Abwehrkräfte. Diese Mineralstoffe findet man in Nüssen, Früchten, Käse sowie Getreide.

● Nasenspülungen mit Ackerschachtelhalm (Zinnkraut) sorgen für ein Abschwellen der Schleimhäute. 1 TL in 1 l Wasser aufkochen, dann durchseihen und abgekühlt jeweils durch ein Nasenloch anziehen. Bis zu 3 mal täglich wiederholen.

● Linderung verschafft auch das Kauen von 1 teelöffelgroßem Stück einer Honigwabe zusammen mit 4-5 Fenchelkörnern. 5-6 mal täglich anwenden. Am besten ist es, Honigwaben aus der näheren Umgebung zu verwenden, da sie den Körper besser desensibilisieren.

● <u>Wassertreten</u> kann das stark angeschlagene Allgemeinbefinden verbessern. Hierzu die Badewanne zur Hälfte mit kaltem Wasser füllen, dann im „Storchengang" auf der Stelle treten (vorher eine rutschfeste Einlage unterlegen), d.h. einen Fuß nach dem anderen aus dem Wasser heben. Nach ca. 2 Minuten tritt ein Kälteschmerz auf, der von einem Erwärmungsgefühl abgelöst wird. Jetzt aufhören, die Füße trockentupfen, warme Strümpfe anziehen und ins Bett legen.

● in der Wohnung, am Arbeitsplatz oder in der Freizeit mit einem Blumen-zerstäuber <u>Feuchtigkeit</u> in die Umgebung bringen. So werden die Pollen in der Raumluft besser gebunden.

● <u>Dampfinhalationen</u> mit Kamille (s. Seite 29) oder Lavendelblüten beruhigen die Schleimhäute und sorgen für Linderung.

Hexenschuss (Ischias)

„Hexenschuss" ist eine volkstümliche Bezeichnung für die Erkrankung des Ischiasnervs. Ursache ist Überanstrengung, falsches Heben oder Tragen, Unterkühlung, aber auch ein Bandschei-benschaden. Ein deut-liches Anzeichen ist ein plötzlicher Schmerz im Bereich der Lendenwirbel. Linderung verschaffen:
● legen Sie sich ins Bett, <u>warme Umschläge</u> oder eine Wärmflasche sorgen für eine gute Durchblutung des schmerzenden Rückenbereichs. Dabei am besten die Unter-schenkel hochlegen, um eine zusätzliche Dehnung der Nerven zu vermeiden.
● <u>heißes Heublumenbad</u> (s. Seite 12) wirkt ent-krampfend, danach ins Bett legen.
● ein <u>Schnapswickel</u> lockert ebenfalls die verkrampfte Muskulatur. Hierzu 4 cl (2 Gläschen) Obstler oder klaren Schnaps erhitzen, eine Mullkompresse damit vollständig tränken, so heiß wie möglich auf die Schmerzstelle legen und mit einem trockenen

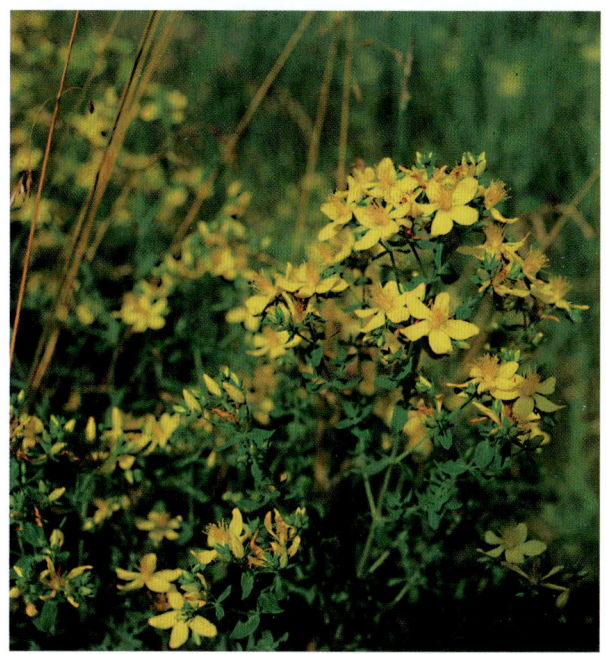

Johanniskraut

Wolltuch abdecken.

🟠 auch <u>Johanniskrautöl</u> sorgt für eine gute Durchblutung und lindert so den Schmerz. 25 g frische Johanniskrautblüten in einem Mörser zerstoßen, 1/2 Liter Öl (Oliven- oder Keimöl) zugeben, durchmischen und in einem sauberen, offenen Gefäß 4-5 Tage an einem warmen Ort gären lassen. Dann in eine Flasche umfüllen, verschließen, für 5-6 Wochen in die Sonne stellen, bis der Inhalt rot geworden ist. Dabei gelegentlich schütteln. Danach durchseihen und in einem dunklen Gefäß aufbewahren. Das Johanniskrautöl 3-5 mal pro Tag zum Einreiben verwenden.

Hitzschlag

siehe Sonnenbrand

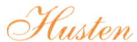

Husten kann verschiedene Ursachen haben. Zum einen werden durch Husten Fremdkörper wie Schleim aus den Atemwegen entfernt, zum anderen können Reizstoffe aus der Luft Husten auslösen. Leichter Husten ist mit Hausmitteln behandelbar, bei Bronchitis mit Schmerzen im Brustbereich und gelbgrünem Auswurf sowie Keuchhusten ist ein Arzt aufzusuchen. Bei leichtem Husten helfen:

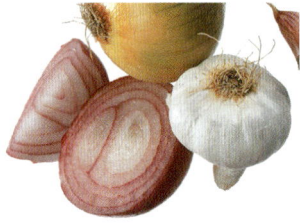

● ein Zwiebelsirup. Hierzu 2 Küchenzwiebeln waschen, schälen (einige Schalenstücke beiseite legen), dann grob hacken. Zusammen mit den Schalenstückchen und 3-4 EL Honig vermischen, dann warmes Wasser unterrühren, ca. 10-15 Minuten auf niedriger Stufe köcheln und anschließend abkühlen lassen. Durch ein Sieb streichen. Stündlich 1 TL davon einnehmen.

● eine große Tasse heißen Holunder (Holler)-Beeren-saft mit je 1 TL Zitronensaft und Honig mischen, dann langsam trinken.

● besonders wirkungsvoll ist ein Thymiantee. Hierfür 3 TL Thymiankraut mit 1/4 l kochendem Wasser übergießen, zugedeckt 10-15 Minuten ziehen lassen, dann durch ein Sieb gießen, mit 1 TL Honig süßen und lauwarm trinken. Man kann dem Thymiankraut auch 1 TL Spitzwegerich untermischen.

● zum Inhalieren gibt man 2 EL Thymiankraut auf 1/2 l heißes Wasser. Dann Kopf und Schüssel mit einem Tuch abdecken. Den Dampf tief einatmen. Ist die Flüssigkeit abgekühlt, nochmals erhitzen und erneut inhalieren. 2-3 mal täglich wiederholen.

● bei Husten hilft auch ein Brennnessel-Tee sowie frischer Johannisbeer-Saft.

Inkontinenz siehe Blasenschwäche

Insektenstiche

Sofern keine Allergie gegenüber Insektensekreten besteht, sind Mückenstiche meist harmlos. Die Abwehrfunktion auf das Gift, das mit dem Stich in den Körper gedrungen ist, zeigt sich durch Schwellung, Rötung oder Juckreiz. Stiche von Bienen oder Wespen sind weniger harmlos und müssen genau beobachtet werden, vor allem wenn Bereiche des Kopfes (Hals, Ohren) betroffen sind. Linderung verschaffen:

● sofortige Kühlung der Stichschwellung mit Eiswürfeln.

● das Einreiben der Stichstellen mit einer angeschnittenen, rohen Zwiebel.

● die Stelle mit einer Kamillensalbe einreiben.

● Schwellungen mit Essigumschlägen behandeln. Hierzu eine Mullkompresse mit Essig tränken, auf die Stichstelle legen und mit einer elastischen Bandage fixieren.

● bei Bienen- oder Wespenstichen versuchen, den Stachel vorsichtig mit einer Pinzette herauszuziehen und die Stichstelle mit Alkohol (z.B. Franzbranntwein) desinfizieren.

● Insektenstiche im Mund und Rachenraum sofort mit Eis behandeln und einen Arzt aufsuchen.

● bei Bienen- oder Wespenstichen ein angefeuchtetes Stück Würfelzucker auf den Stich legen. Der Zucker zieht das Gift heraus.

Ischias siehe Hexenschuss

Tipp:
Kalter Tee ist im Mikrowellengerät schnell erwärmt: 1 Tasse benötigt bei 600 Watt ca. 40-50 Sekunden. Gleiches gilt für Dampfbad-Ansätze zum Inhalieren. In ca. 2 Minuten ist die Flüssigkeit schnell wieder heiß.

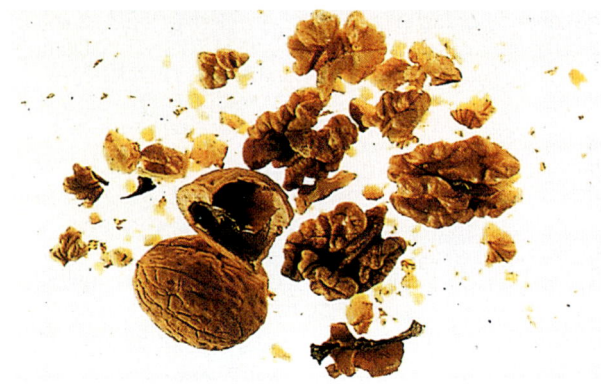

Konzentrationsstörungen

Vergesslichkeit, Lernschwäche, Neigung zu leichter Ablenkung oder Stress können Anzeichen für Konzentrationsstörungen sein. Besserung erreich man durch:

● eine gute Sauerstoff-Versorgung des Gehirns. Gymnastik oder anderer Sport an <u>frischer Luft</u> ist überaus wichtig, um die Gehirnzellen zu aktivieren.

● <u>Vitamin E-haltige Ernährung</u>. Mit Vollkornbrot, täglich 2 EL Nüsse (Hasel-, Makadamia- oder Walnüsse), mit Buttermilch, Pilzen, Bananen und Eiern führen Sie Wirkstoffe zu, die dem Gehirn bei seiner Arbeit helfen.

Kopfschmerzen

Kaum ein anderer Schmerz kann so viele verschiedene Ursachen haben, wie der Kopfschmerz. Länger anhaltende oder immer wieder auftretende Schmerzen müssen von einem Arzt behandelt werden. Bei vorrübergehenden Kopfschmerzen, bedingt durch Wetterfühligkeit, Stress oder Verspannungen helfen:

● in kaltes Wasser getauchte Tücher auf Stirn und Nacken legen.

● frische Luft. Versuchen Sie im Freien etwas Gymnastik zu treiben, vielleicht sogar Fahrrad zu fahren oder einen Spaziergang zu machen.

● einreiben der Stirn oder Schläfen mit einem Menthol-Stift oder Johanniskrautöl.

● eine große Zwiebel fein würfeln, in ein Baumwolltuch geben und für ca. 20 Minuten in den Nacken legen.

● bei Kopfschmerz hilft auch Wassertreten in der Badewanne (s. Seite 46).

● bei Kopfschmerzen durch Migräne hat sich Pfefferminzöl bewährt, das man auf Stirn und Nacken aufträgt. In leichten Fällen wirkt auch schwarzer Tee oder Kaffee, dem man etwas Zitronensaft hinzugibt. Meiden Sie unbedingt Süßes, vor allem Schokolade sowie Rotwein oder Käse. Darin enthaltene Wirkstoffe (Amine) können die Migräne auslösen und verstärken.

● bei einem „Kater" – das sind Kopfschmerzen infolge übermäßigem Alkoholgenusses – haben sich bewährt.

– Wechselduschen

– reichlich Mineralwasser, mit 1 Prise Salz versetzt, trinken

– fruchtzuckerhaltige Speisen wie Obst (z.B. Äpfel), Obstsäfte oder auch Kuchen essen

– Melissentee trinken

Tipp:
Vor „Kater" schützt fetthaltige, salzige Kost (z.B. Fisch in Öl, gegrilltes Schweinefleisch, aber auch Nüsse, Chips oder andere, salzige Knabbereien) sowie reichlich frischer Knoblauch (geröstet oder frisch gepresst in Salaten oder Suppen).

Krampfadern

Die ausgedehnten Erweiterungen der unter der Haut liegenden Beinvenen sind allgemein als „Krampfadern" bekannt und gefürchtet. Sie entstehen durch Blutstau sowie Schwäche der Venenwände und zeigen sich als dicke, blaurote Vergrößerungen. Einmal aufgetreten, lassen sie sich nicht mehr rückgängig machen und meist ist die Veranlagung angeboren. Eine Erweiterung ist jedoch beeinflussbar durch:

● Umschläge mit Steinklee. Hierzu 4 TL Steinklee mit 1/2 Liter heißem Wasser übergießen, 5 Minuten ziehen lassen, dann abseihen, ein Baumwolltuch eintauchen und damit Umschläge an den betroffenen Stellen machen. Steinklee hilft auch innerlich. Tagesdosis: 2-3 Tassen.

● regelmäßig die Beine hochlegen, am besten nach dem Abduschen mit kaltem Wasser eine 1/2 Stunde lang ruhen. So fließt das Blut leichter zurück.

● die Venenwände gezielt stärken: reichlich Vitamin C durch Obst, Gemüse oder Säfte zuführen, mehr Bewegung, Stützstrümpfe tragen, Übergewicht verringern und gezielt Knoblauch oder Zwiebeln verzehren.

Lippenherpes (Lippenbläschen)

Diese schmerzhafte, unangenehme Erkrankung kann durch einen Virus von einer Person zur anderen übertragen werden (z.B. durch schlecht gereinigte Trinkgläser oder Tassen), aber auch bei Fieber, Stress oder Ekel auftreten. Abhilfe schaffen:

● Eiswürfel in ein sauberes Tuch geben und kurze Zeit an die betroffene Stelle drücken. Regelmäßig wiederholen.

● Tees aus schwarzem Tee, Thymian oder Zinnkraut wirken entzündungshemmend. Eine getränkte Mullkompresse ein-

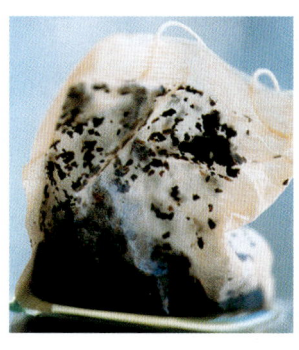

tauchen, dann auflegen oder einen kurz aufgebrühten abgekühlten <u>Teebeutel</u> auflegen.

● entsteht ein Lippenbläschen, so hilft im Anfangsstadium auch das Betupfen mit <u>Zahnpasta</u>.

● gegen Lippenherpes hilft auch eine <u>Melissen-Salbe</u> (aus der Apotheke).

Magenschmerzen

Magenschmerzen können ein Zeichen von Ernährungsfehlern, aber auch von ernsten Erkrankungen sein. Halten Sie länger an, so muss ein Arzt die Ursache klären.
Zur Behandlung bei Schmerzen durch Magenüberfüllung nach zu hastigem Essen, Nervosität oder übermäßigem Alkoholgenuss empfehlen sich:

● <u>feucht-warme Umschläge</u> in der Magengegend auflegen. Hierzu ein Baumwolltuch in heißes Wasser eintauchen, ausdrücken, mehrfach zusammenlegen und mit einem trockenen Tuch fixieren.

● am wirkungsvollsten ist immer noch ein <u>Kamillentee</u>. Hierzu 3 TL getrocknete Kamillenblüten mit 1/4 l heißem Wasser übergießen, zugedeckt 5 Minuten ziehen lassen, abseihen und den warmen Tee trinken. Tagesdosis: 3-5 Tassen. Einen ähnlich positiven Effekt zeigt auch Melissentee.

● wer keinen Kamillentee mag, kann sich auch mit ungesüßtem <u>schwarzen Tee</u> (3-4 Minuten ziehen lassen) Linderung verschaffen.

● wer für Magenschmerzen anfällig ist, kann durch eine <u>Karottensaft-Kur</u> (1 Glas Saft/Tag, versetzt mit 1 TL Keimöl) die

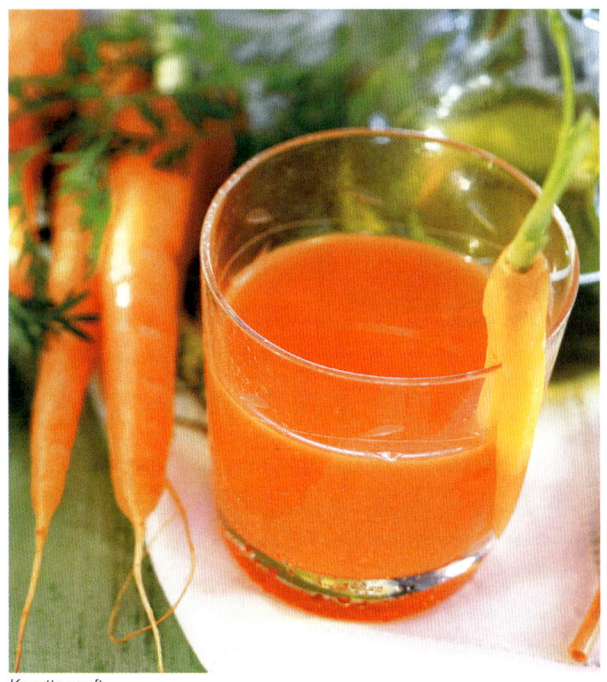

Karottensaft

Magenschleimhaut regenerieren und somit stärkend aufbauen.

● bei nervösen Magenschmerzen hilft <u>Hopfenzapfentee</u>. Hierzu 2 gehäufte TL Hopfenzapfen mit 1/4 l heißem Wasser übergießen, 10 Minuten ziehen lassen, durch ein Sieb gießen und vor allem abends davon 2 Tassen in kleinen Schlückchen trinken.

Mandelentzündung

siehe Halsschmerzen, Seite 37
Jedoch eitrige Mandelentzündung mit starken Schluckbeschwerden von einem Arzt behandeln lassen!

Migräne siehe Kopfschmerzen

Mitesser siehe Akne

Mundgeruch

Eine Zahnentzündung, ungenügende Mund- sowie Zahnpflege, aber auch Magen-, Nasen-, Rachenentzündung können Ursache für Mundgeruch sein. Abhilfe schaffen:

● einige Fenchel- oder Anissamen langsam kauen, dann hinunter- schlucken.

● einige Blätter frische Zitronenmelisse langsam kauen (Zitronenmelisse lässt sich auch im Blumentopf auf der Fensterbank züchten!)

● 2-3 mal täglich Mund- spülung mit Pfefferminztee (Zubereitung s. Seite 28) durchführen.

● frische Petersilie lang- sam kauen.

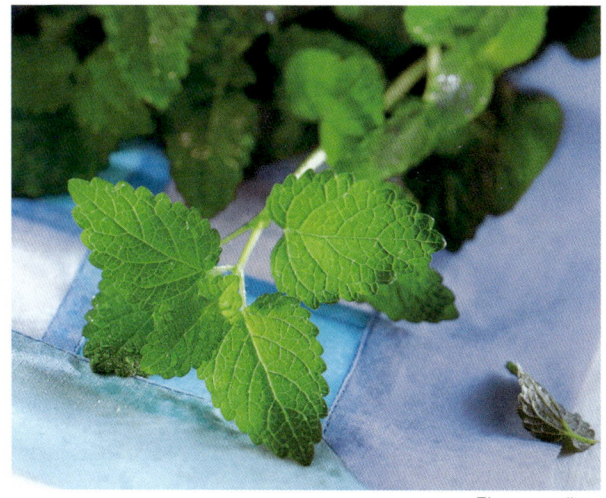

Zitronenmelisse

Mundschleimhaut-Entzündung

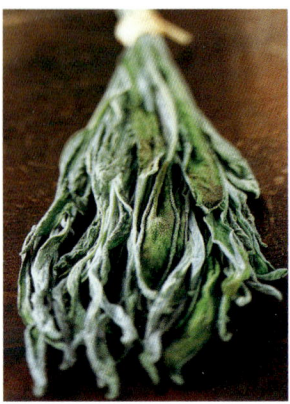

Salbei

Ursachen für dieses Problem kann eine Infektionskrankheit, aber auch Temperaturreiz sowie eine Stoffwechsel- oder Hormonstörung sein. Auch Vitaminmangel, Vergiftungen oder Allergien können die Entzündung hervorrufen. Linderung schaffen:

● eine <u>vitaminreiche Ernährung</u> mit Lebensmitteln, die viel Vitamin A und C enthalten. Trinken Sie täglich ein Glas Karottensaft, dem Sie je 1 TL Zitronensaft oder Keimöl zusetzen.

● <u>Mundspülung mit Salbeitee</u>. Hierzu 1 gehäuften TL getrockneter Salbeiblätter mit 1/4 l kochendem Wasser übergießen, zugedeckt ca. 10 Minuten ziehen lassen und anschließend durch ein Sieb abgießen. Nun den Tee auf Trinktemperatur abkühlen. Bis zum Abklingen der Beschwerden mindestens 3 mal täglich 1 Minute lang mit dem Tee den Mund ausspülen.

● eine heilende Wirkung hat auch <u>Rhabarbersaft</u>, der ebenfalls 3 mal täglich für Mundspülungen verwendet wird.

Muskelkrämpfe / Muskelrheuma

Magnesiummangel, Durchblutungsstörungen oder ein Nervenleiden können Ursachen für Muskelkrämpfe sein. Dabei zieht sich die Muskulatur schmerzhaft zusammen.

Vor allem nachts, wenn der Körper zur Ruhe kommt, treten die Krämpfe verstärkt auf. Abhilfe schaffen:
● sofortige <u>Dehnübungen</u>, um den Muskel zu entspannen.

● wer zu Muskelkrämpfen neigt, sollte abends ein entspannendes <u>Vollbad</u> nehmen, dem einige Tropfen Lavendelöl zugesetzt wurden. Nach dem Bad ins Bett legen oder mindestens 1 Stunde ruhen.
● <u>magnesiumhaltige Speisen</u> (z.B. Nüsse, Haferflocken, Reis oder Hülsenfrüchte) bevor-zugen.
● abends anfällige Stellen regelmäßig mit <u>Johanniskrautöl</u> (s. Seite 47) oder <u>Franzbranntwein</u> einreiben. Beide Hausmittel fördern die Durchblutung und vermeiden somit die Krampfbildung.

Nasenbluten

Kleine Gefäßverletzungen, Luftdruckveränderungen, Stress oder hoher Blutdruck können zu Nasenbluten führen. Bei häufig wiederkehrenden Beschwerden oder gar Nasenbluten, das länger als 20 Minuten andauert, muss ein Arzt befragt werden. Als Sofortmaßnahmen helfen:
● <u>aufrecht sitzen</u>, nicht liegen.
● mit verdünntem <u>Essig</u> getränkten <u>Wattebausch</u> in das blutende Nasenloch einsetzen und die Nase von außen kühlen. Hierzu 2-3 <u>Eiswürfel</u> in ein Baumwolltuch einschlagen. Nach einigen Minuten den Wattebausch herausnehmen und wieder durch das Nasenloch atmen.
● den Kopf leicht nach vorn beugen und <u>an der Oberlippe spürbar ziehen</u>. Dabei – falls vorhanden – einen Wattetampon unter die Oberlippe geben. Gleichzeitig ein nasskaltes Tuch in den Nacken legen.

Nasennebenhöhlen-Katarr

Die Kiefer-, Stirn- und Keilbeinhöhlen stehen durch Kanäle mit der Nasenhöhle in Verbindung. Alle Erkältungskrankheiten können Entzündungen in diesem Bereich verursachen. Bei einem leichten Katarr helfen:

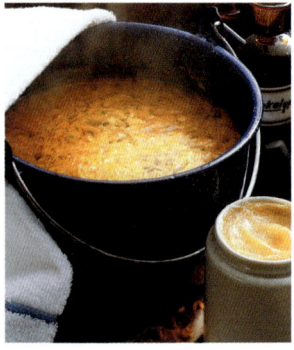

● ein <u>Kamillendampfbad</u>. Hierzu werden 2 EL getrocknete Kamillenblüten in eine Schüssel gegeben, mit 1/2 Liter kochendem Wasser übergossen. Kopf und Schüssel mit einem Tuch überdecken und den aufsteigenden Dampf ca. 10 Minuten lang vorzugsweise durch die Nase einatmen. Kühlt das Wasser ab, den Ansatz nochmals erhitzen. Täglich 3 mal wiederholen.

● Sie können dem Kamillen-Dampfbad auch einige Tropfen <u>Thymianöl</u> zusetzen.

● 2-3 mal täglich <u>frischen Meerrettich (Kren)</u> reiben, die Nase darüber halten und die ätherischen Öle des Meerrettichs einatmen.

● <u>viel trinken</u>! Zur Bekämpfung von Infektionen benötigt der Körper besonders viel Flüssigkeit. Mineralwasser, Tee oder verdünnte Fruchtsäfte sind bestens geeignet. Versuchen Sie, mindestens 2 1/2 - 3 l/Tag aufzunehmen.

Tipp:
Kalter Tee ist im Mikrowellengerät schnell erwärmt: 1 Tasse benötigt bei 600 Watt ca. 40-50 Sekunden. Gleiches gilt für Dampfbad-Ansätze zum Inhalieren. In ca. 2 Minuten ist die Flüssigkeit schnell wieder heiß.

Nervosität

Unruhe, Schlafstörungen, Gereiztheit, aber auch Schwitzen und Herzklopfen sind nur einige Auswirkungen nervöser Beschwerden. Abhilfe schaffen:

● leichte, sportliche Tätigkeit wie z.B. Gymnastik in frischer Luft.

● Wassertreten in der Badewanne in kaltem Wasser (s. Seite 46).

● Entspannungsübungen bei Musik, dabei die Arme ausstrecken und die Hände öffnen.

● ein wirkungsvolles Heilkraut ist der Hopfen. Für einen Tee 2 gehäufte TL Hopfenzapfen mit 1/4 l heißem Wasser übergießen, 10 Minuten ziehen lassen, dann durch ein Sieb gießen. Mit Honig süßen und 1-2 Tassen abends trinken.

● Vitamine aus der B-Gruppe helfen, die Nerven zu beruhigen. Vitamin B-haltige Lebensmittel sind: Schweinefleisch, Nüsse, Champignons, Fisch oder getrocknete Aprikosen.

● abends 2 TL Fenchel mit 1 Tasse heißem Wasser übergießen, 8-10 Minuten ziehen lassen, dann durchsieben. Vor dem Schlafengehen 1 Tasse davon trinken.

● trinken Sie regelmäßig abends Baldrian-Tee. Hierzu 1 TL Baldrianwurzel mit 1 Tasse heißem Wasser übergießen, ca. 5 Minuten ziehen lassen, dann durchsieben und lauwarm trinken.

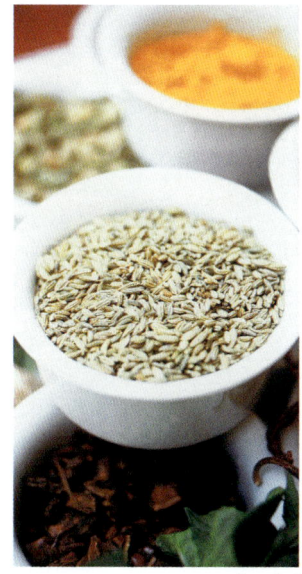

Fenchel

Ohrenschmerzen

Kälte, ein zu unaufmerksam behandelter Schnupfen oder eine aufkommende Mittelohrentzündung können Ursache für Ohrenschmerzen sein. Geräusche wie Brummen oder Rauschen machen die Probleme noch unangenehmer. Abhilfe schaffen:

● wirkungsvoll ist <u>Inhalieren</u>: 5 g getrocknete Malve mit 5 g Kamillenblüten mischen, mit 1/2 l heißem Wasser übergießen, ca. 10 Minuten ziehen lassen, durchsieben, nochmals erhitzen und unter einem Tuch ca. 10 Minuten inhalieren.

● der in der <u>Zwiebel</u> enthaltende Schwefel sowie andere ätherische Öle können Ohrenschmerzen lindern. Hierzu 2 mittelgroße Zwiebeln schälen, grob hacken, in eine Mullkompresse einpacken, auf das Ohr legen und mit einem Schal fixieren. 1-2 Stunden lang einwirken lassen.

● <u>nicht</u> auf einem <u>Feder-Kopfkissen</u> schlafen. Besser ist ein Kissen mit einer Baumwoll-Füllung.

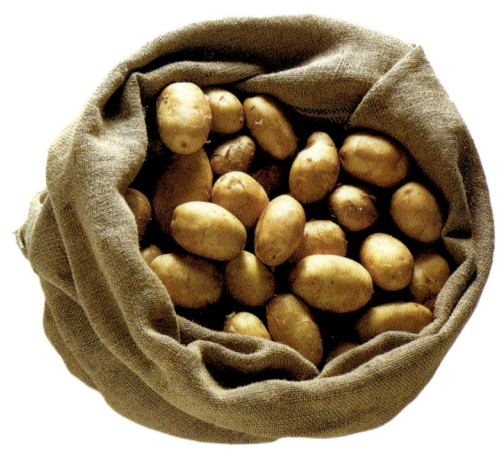

warmes Oliven-Öl, dem 1 Tropfen Kampferöl zugegeben wurde, hinter die Ohrmuschel reiben.

gekochte, geschälte und dann grob zerdrückte Kartoffeln in ein Baumwolltuch geben und so heiß wie möglich an das betroffene Ohr halten. Mehrfach täglich wiederholen.

Parodontose

Parodontose ist eine Entzündung des Zahnfleischs, die beim Zähneputzen Blutungen hervorruft. Zahnbeläge wie Zahnstein verursachen eine Taschenbildung im Bereich des Zahnhalses, in die Bakterien eindringen können. So entsteht ein Entzündungsherd. Linderung schaffen:

nehmen Sie besonders viel Vitamin C zu sich, um die Entzündung wirksam zu bekämpfen. Besonders reichhaltige Lieferanten sind Obst (Südfrüchte, Kiwi, Zitronen) oder Obstsäfte, aber auch rohe Paprika.

spülen Sie den Mund regelmäßig mit Salbei-Tee (s. Seite 32).

ein altes Hausmittel ist Knoblauchsaft. Hierzu eine frische Zehe schälen,

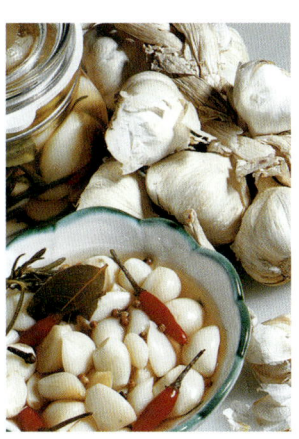

Knoblauch

zerdrücken und mit etwas Wasser zu einem Brei verrühren. Diesen auf die entzündeten Stellen auftragen und leicht einmassieren oder mit einer halbierten Zehe das Zahnfleisch einreiben.

einige Tropfen Teebaumöl in lauwarmes Wasser geben und vor allem abends den Mund damit ausspülen.

Quetschungen

Quetschungen sind Verletzungen, bei denen sich keine offene Wunde zeigt. Druck oder Schlag kann die Muskulatur sowie das Hautgewebe und die darunterliegenden Nerven und Gefäße verletzen. Es können Blutergüsse, oftmals verbunden mit einem schmerzhaften Ziehen, auftreten. Linderung verschaffen:

● sofort kalte Auflagen, am besten mit Eis (Eiswürfel eingepackt in eine Plastiktüte) durchführen, um eine größere Blutung im Gewebe zu vermeiden.

● kalte Arnika-Kompressen. Hierzu 2 TL Arnika-Tinktur und 2 TL essigsaure Tonerde (aus der Apotheke) in 1 Glas lauwarmes Wasser geben. Mullkompressen darin tränken und auf die betroffene Stelle legen, dann mit einer elastischen Bandage locker fixieren. Ist die Auflage trocken geworden, den Verband erneuern.

● Heilerde (aus der Apotheke) mit Wasser zu einem Brei verrühren, auf eine Mullkompresse streichen und auflegen, dann mit einer breiten Bandage fixieren. Mehrmals täglich erneuern.

Tipp:
Sportverletzungen wie Zerrungen oder Muskelüberdehnung vermeiden Sie, wenn Sie rechtzeitig vor dem Sport die Muskeln mit Franzbranntwein einreiben. So wird die Durchblutung gefördert.

Rachenkatarr siehe Halsschmerzen

Reisekrankheit

Sie macht sich durch Übelkeit, Schwindel, ja sogar Erbrechen bemerkbar. Ursache ist eine Reizung des Gleichgewichtsorgans im Innenohr. Abhilfe schaffen:

● essen Sie vor und während der Reise möglichst wenig.

Bevorzugen Sie leichte, vitaminreiche Kost.

● bewährt hat sich das Einatmen von 1-2 Tropfen eines Kräuteröls (Kamille-, Melissen- oder Pfefferminzöl), die man sich auf den Handrücken tropft.

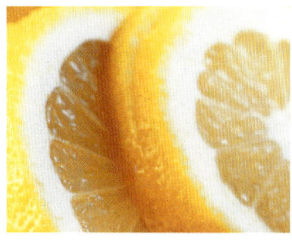

● der Brechreiz lässt sich auch durch Auslutschen einer frischen Zitronenscheibe bekämpfen.

● ein gutes Hausmittel ist Ingwerpulver oder kandierter Ingwer, der den Magen beruhigt.

● wirkungsvoll ist auch eine halbstündlich durchzuführende Akupressur eines bestimmten Punktes: er liegt zwischen den beiden Sehnen, die vom Unterarm in die Hand führen. Massieren Sie diese Stelle mit dem flachen Daumen im Uhrzeigersinn, etwa 1 1/2 Minuten an jedem Unterarm. Wiederholen Sie den Vorgang 1-2 mal/Stunde.

● sorgen Sie für viel frische Luft, und machen Sie so oft als möglich eine Pause.

Rheumatische Beschwerden

Unter dem Begriff „Rheuma" sind oft wandernde Schmerzzustände im Muskel-, Gelenk-, und Nervenbereich zusammengefasst. Auslöser können schadhafte Zähne, chronisch vereiterte Mandeln, eine Störung des Immunsystems sein. Auch genetisch bedingte Erkrankungen treten auf. Rheumatische Beschwerden sind fast immer mit einer starken Säurebildung im Körper verbunden. Personen die familiär vorbelastet sind, sollten sich durch Wechselduschen (warm / kalt), Wassertreten in der Badewanne (s. Seite 46), viel Bewegung in frischer Luft sowie durch vollwertige Ernährung mit reichlich frischem Obst,

Kartoffeln, Vollkornbrot, Müsli, und frischem Gemüse schützen. Darüber hinaus ist es sinnvoll, Fett und Fleisch zu reduzieren und statt dessen mehr <u>Fisch</u> zu essen. Achten Sie zudem auf eine gute Versorgung mit <u>Vitaminen</u> der Gruppe A, C und E. Trinken Sie täglich, am besten vormittags, ein Glas frisch gepressten <u>Karottensaft</u>, dem Sie 1 TL Zitronensaft und 1/2 TL Keimöl zufügen. Wenngleich Rheuma kaum heilbar ist, so können folgende Anwendungen dennoch Linderung verschaffen:

● <u>warme Vollbäder</u> mit <u>Ackerschachtelhalm (Zinnkraut)-Zusatz</u>. Hierzu 500-700 g getrocknetes Kraut mit kaltem Wasser bedeckt aufkochen, dann durchsieben und dem Badewasser zufügen.

● <u>Ölbäder</u> mit Fichtennadel- oder Wacholderbeeröl.

● <u>Heublumenauflagen</u>. Hierzu ein Leinensäckchen mit ca. 300 g Heublumen füllen und zunähen. In einem Topf etwas Wasser erhitzen, den Heublumensack

hineinlegen (Metallgitter) und ca. 30 Minuten im Wasserdampf erhitzen, dann herausnehmen, etwas abkühlen lassen, leicht auspressen und auf die schmerzende Stelle legen. Mit einem Tuch abdecken.

● regelmäßiges Trinken von <u>Birkenblätter-Tee</u>. Hierzu 1 EL getrocknete Blätter mit 2 Tassen heißem Wasser übergießen, bei niedriger Einstellung ca. 10 Minuten köcheln lassen, dann durchsieben und 2-3 Tassen tagsüber trinken.

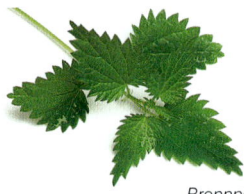

Brennnessel

● Press-Saft aus frischen <u>Brennnesseln</u> (aus dem Reformhaus) oder Tee aus getrockneten Blättern hat zwar eine leicht harntreibende, jedoch vorwiegend blutreinigende Wirkung.

● um der Übersäuerung des Körpers entgegen zu wirken, kann regelmäßig <u>Sauerkraut- oder Grapefruitsaft</u> getrunken werden.

Rülpsen siehe Aufstoßen

Schlaflosigkeit

Ein ausgiebiges, eiweiß-reiches Abendessen, ein aufregender Film, Sorgen, Stress, Überbelastung, kalte Füße, Medikamente, Kaffee oder Colagetränke können Ursachen für Schlaflosigkeit sein. Unregelmäßiges Schlafen steigert das Problem. Versuchen Sie daher – sofern machbar – immer zur gleichen Zeit zu Bett zu gehen und morgens aufzustehen. Langschläfer-Wochenenden stören diesen Rhythmus erheblich, zudem können folgende Empfehlungen hilfreich sein:

● essen Sie abends keine eiweißreichen Speisen wie Fisch, Fleisch, Eierge-richte, Käse oder Milch-produkte. Bevorzugen Sie leichte Gerichte, be-stehend aus Nudeln, Salat, Kartoffeln oder Gemüse. Auch Vitamin C - haltige Früchte wie Apfel-sinen, Grapefruit oder Kiwi sollten Sie lieber tagsüber verzehren, denn Vitamin C macht den Kopf wieder fit. Greifen Sie statt dessen zu Bananen, Aprikosen, Äpfeln und Birnen.

● das wohl bekannteste Hausmittel bei Schlaf-losigkeit ist der Baldrian. 1-2 Tassen Baldrian-Tee (s. Seite 59) am Abend getrunken, dämpft vor allem die innere Unruhe.

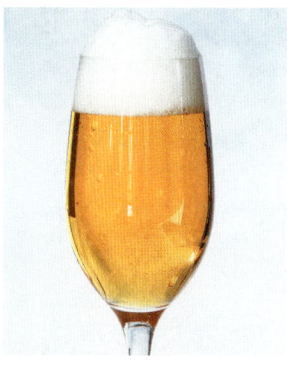

● vor dem Schlafengehen ca. 1/4 l lauwarmes Bier, mit 1 TL Honig versetzt, langsam trinken.

● kurz vor dem Zubett-gehen ein lauwarmes Fußbad nehmen, dann die Füße abtrocknen und leichte Socken aus reiner Baumwolle anziehen. Nachts anbehalten.

Schluckauf

Zu kalte, schnelle getrunkene Flüssigkeiten, hastig heruntergeschlucktes Essen oder Alkohol können Schluckauf verursachen, so auch sprechen und essen zugleich. Hält der Schluckauf stundenlang an, so sollte ein Arzt aufgesucht werden. Meist jedoch ist das Zusammenziehen des Zwerchfells nach wenigen Minuten vorbei. Hilfreich sind:

● auf den Bauch legen, dabei möglichst entspannen und die Arme locker ausstrecken.
● langsam, schluckweise etwas kaltes Wasser trinken, dem man einige Tropfen Apfelessig oder Zitronensaft zufügt.
● etwa 2 Minuten lang tief ein- und ausatmen.

Schuppen

Fettendes Haar, ungewöhnlich hohe Temperaturen, das Tragen von Mützen oder Kappen

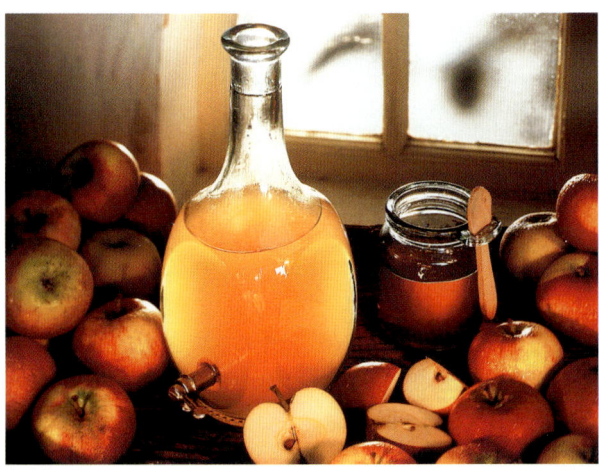

Apfelessig

sowie Durchblutungs-
mangel der Kopfhaut
führen zu Schuppen.
Abhilfe schaffen:

● täglich die Kopfhaut mit
einem Apfelessig-Haar-
wasser massieren dabei
1/2 Tasse Apfelessig mit
1/2 Tasse weichem Wasser
(z.B. gefiltertes Leitungs-
wasser oder kohlensäure-
freies Mineralwasser)
mischen und nach der
Haarwäsche ca. 5-10 ml
davon einmassieren.

● ebenso wirkungsvoll ist
ein Birken-Haarwasser.

Zum Selbstansatz 5-6 TL
getrocknete Birkenblätter
in eine Schüssel geben, mit
75-100 ml aufgekoch-
tem, weichem Wasser
begießen und zugedeckt
ca. 15 Minuten ziehen
lassen, dann durch einen
Kaffeefilter abgießen und
vollständig auskühlen
lassen, 75 ml eines 70%-
tigen Alkohols (aus der
Apotheke) untermischen
und die Flüssigkeit in eine
gut verschließbare Flasche
geben. Täglich 5-10 ml in
das frisch gewaschene
Haar einmassieren.

Schnupfen siehe Nasennebenhöhlen-Katarr

Schwitzen

Schwitzen ist kein krank-
hafter Vorgang, im
Gegenteil! Die vermehrte
Flüssigkeitsausscheidung
kann die Nieren entlasten.
Die Schweißbildung ist
jedoch bei einzelnen
Personen sehr unter-
schiedlich. Bei zu geringer
Schweißbildung hilft viel
Bewegung und das
Trinken von Tee.

● schweißtreibend sind
Teegetränke aus Holunder
(Holler)-, Flieder- oder

Lindenblütentee. Für einen
Schwitztee aus Holunder
(Holler)-Blüten überbrüht
man ca. 20 g getrocknete
Blüten mit 1 l heißem
Wasser, lässt die Mischung
ca. 10 Minuten ziehen und
seiht sie dann ab. Der Tee
ist 3 mal täglich möglichst
heiß in kleinen Schlück-
chen zu trinken.

● unerwünschtes
Schwitzen unter den
Achseln, an den Hand-
Innenflächen sowie an

anderen Körperbereichen hat meist seelische Ursachen, wie Angst, Stress, Anspannung, aber auch ungeeignete Kleiderstücke aus Synthetik. Übermäßiges Schwitzen lässt sich am besten mit <u>Salbei</u> bekämpfen. Für einen kräftigen Teeaufguss nimmt man 3 gehäufte TL getrocknete Salbeiblätter, überbrüht diese mit 1/4 l heißem Wasser, lässt die Mischung 10 Minuten zugedeckt ziehen, danach durchsieben und täglich 2-3 Tassen warm trinken. Die Kur sollte mindestens 6 Wochen durchgeführt werden.

Schweißfüße siehe Füße

Sodbrennen

Sodbrennen zeigt sich durch ein schmerzhaftes Brenngefühl in der Speiseröhre. Oftmals steigt auch Magensaft hoch oder es tritt ein saures Aufstoßen ein. Ursachen ist häufig ein Säureüberschuss im Magen, verursacht durch Ernährungsfehler oder Alkohol. Als Sofortmaßnahmen muss auf scharf gewürzte Speisen, Süßes, Alkohol, Kaffee sowie Nikotin verzichtet werden. Abhilfe schaffen:

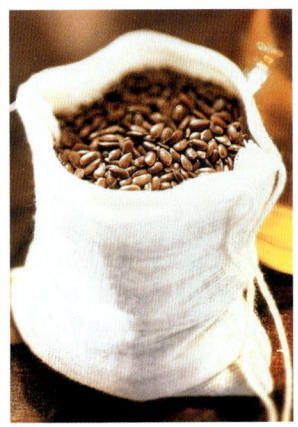

Leinsamen

● <u>schwarzer Tee</u>, der ohne Zuckerzugabe lauwarm in kleinen Schlücken getrunken wird.

● ein altes Hausmittel ist „<u>Leinsamenschleim</u>".

Hierzu kocht man 2 EL geschroteten Leinsamen in 1/4 l Wasser für ca. 5 Minuten. Dann die Kochstelle ausschalten und die Mischung noch ca. 10 Minuten ziehen lassen, anschließend durch ein Sieb drücken und lauwarm verzehren.

● bei aufkommendem Sodbrennen ein zuckerfreies Kaugummi kauen. Die verstärkte Speichelbildung hilft die Säurebildung zu unterdrücken.

● ein Glas frisch gepresster Karottensaft bindet ebenfalls die Magensäure.

Tipp:
Verwenden Sie kein Natron, da durch die Einnahme nach einiger Zeit neue Magensäure gebildet wird und sich das Problem dann nur noch verstärkt.

Sonnenbrand

Ist die Haut rot, gespannt, heiß und berührungsempfindlich, so handelt es sich meist um eine Verbrennung 1. Grades, die noch mit Hausmitteln behandelbar ist. Treten jedoch Brandblasen auf, verbunden mit starkem Zittern, Kopfschmerz oder Übelkeit, so ist sofort ein Arzt zu rufen. Bei leichtem Sonnenbrand schaffen folgende Anwendungen eine Linderung:

● zunächst viel trinken, da die Haut einen starken Wasserverlust erlitten hat. Geeignet sind verdünnte Fruchtsäfte, Mineralwasser oder lauwarmer Tee.

● legen Sie einen Buttermilchwickel auf die betroffenen Stellen. Hierzu

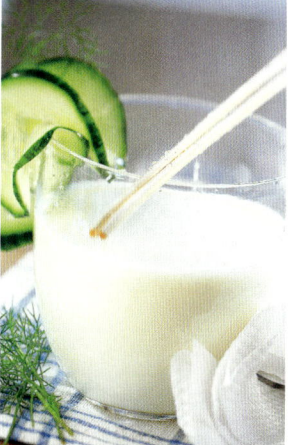

Buttermilch

etwas Quark (Topfen) mit reichlich Buttermilch glattrühren, auf eine größere Mullkompresse streichen und diese auf die verbrannte Stelle legen. Der Wickel kühlt und sollte daher – mit einem trockenen Tuch abgedeckt – mindestens 15 Minuten einwirken. Mehrmals täglich erneuern.

● das Einreiben mit Johanniskrautöl (s. Seite 47) begünstigt den Heilungsprozess.

● mit einem lauwarmen Kamillen-Bad können Sie die betroffenen Stellen ebenfalls beruhigen. Hierzu 100 g getrocknete Blüten mit 2 l heißem Wasser übergießen, ca. 15 Minuten zugedeckt ziehen

lassen, dann abgießen und einem Vollbad zufügen.

● Linderung verschaffen auch kalte Umschläge mit kaltem schwarzen Tee. Ein Mulltuch damit tränken und auf die betroffenen Stellen legen.

Tipp:
Sonnencremes entfalten erst nach ca. 20 Minuten nach dem Auftragen ihre Wirkung. Cremen Sie sich daher rechtzeitig vor einem ausgiebigen Sonnenbad ein.

Sportverletzungen siehe Quetschungen

Übelkeit siehe Reisekrankheit oder Erbrechen

Verbrennungen

Schon das kurze Anfassen eines heißen Topfes kann eine lästige Verbrennung verursachen, bei der die Haut bereits geschädigt ist. Verbrennungen lassen sich in mehrere Stufen einteilen. Ist die Haut gerötet und eine kleine Fläche betroffen, so können Hausmittel noch helfen. Größere Verbren-

nungen – verbunden mit einer Blasen- oder Schorfbildung müssen unbedingt ärztlich behandelt werden. Im leichteren Fall bringen folgende Anwendungen Linderung:
● altbewährt ist das sofortige Kühlen der betroffenen Stelle unter kaltem Wasser (einige Minuten lang!).

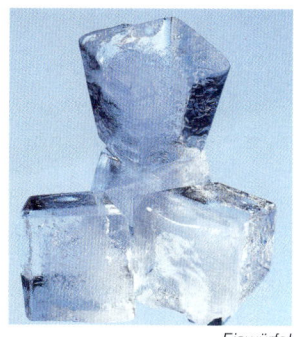
Eiswürfel

ziehen lassen, dann durchsieben und abkühlen. Eine Mullkompresse eintauchen, auf die Brandwunde legen und mit einem trockenen Tuch bedecken.

● ein altes Hausmittel bei Verbrennungen sind Scheiben frischer <u>Zwiebel</u>, die man auf die vorher gekühlte Brandwunde legt.

● wenn man sich an einem heißem Getränk verbrüht hat, hilft es, die Brandstelle mit <u>Butter</u> einzureiben.

Anschließend einige <u>Eiswürfel</u> in ein Baumwolltuch geben und für ca. 10 Minuten weiterkühlen.

● danach können Kräuter-Umschläge mit <u>Johanniskraut</u> oder Ringelblumen gemacht werden. 1 EL Johanniskraut mit 1/4 Liter heißem Wasser überbrühen, ca. 10 Minuten

Tipp:
Niemals Puder oder Mehl auf die Brandwunde geben.

Verstopfung

Bewegungsmangel, wenig faserhaltige Nahrungsmittel und zu geringes Trinken sind Hauptursachen für dieses weit verbreitete Problem. Eine Umstellung der Ernährung mit reichlich Rohkost, dazu Vollkornbrot oder Knäckebrot, Haferflocken-Müsli mit Trockenobst und mindestens 3 l Flüssigkeit

täglich können meist schon helfen, den Darm wieder zu aktivieren. Meiden Sie weißes Brot, Bananen und Süßes. Darüber hinaus wirken sich positiv aus:
● unzerkleinerten oder geschroteten <u>Leinsamen</u> (1 EL) in einem Becher Natur-Joghurt oder in ein Müsli einrühren. Dazu

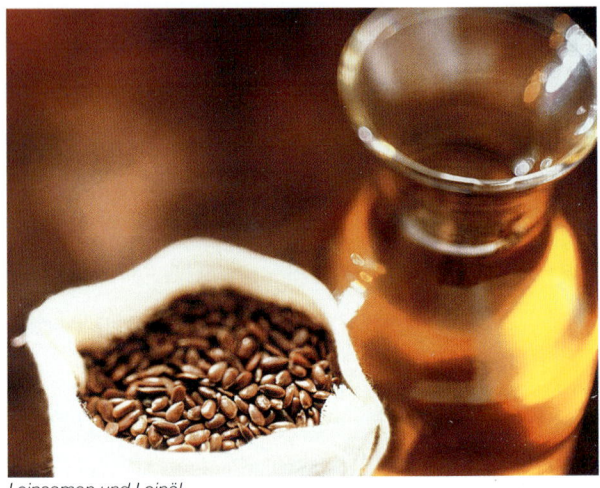

Leinsamen und Leinöl

1 Glas stilles Mineralwasser trinken, da der Leinsamen zum Aufquellen im Darm Flüssigkeit benötigt.

🔸 in hartnäckigen Fällen nimmt man 5-8 <u>Backpflaumen</u> (getrocknete Zwetschgen), legt Sie über Nacht in Wasser ein und isst diese morgens zusammen mit 1 EL Leinsamen. Danach reichlich Flüssigkeit aufnehmen.

🔸 mischen Sie unter das Essen oder einen Salat etwas <u>Leinöl</u>, was sich ebenso positiv auf die Darmtätigkeit auswirkt.

🔸 das wohl bekannteste Abführmittel ist <u>Rhizinus-Öl</u> (aus der Apotheke). 2 TL in 1 Glas Obstsaft mischen und morgens trinken. Wenngleich dieser „Drink" keinesfalls gut schmeckt, so hilft er doch bereits nach 2-3 Stunden.

🔸 <u>Sauerkraut</u> und <u>Sauerkrautsaft</u> haben ebenfalls eine regulierende Wirkung. Gleiches gilt für Holunder (Holler)-Beerensaft.

🔸 frische Pflaumen (Zwetschgen), Aprikosen (Marillen), Datteln, Feigen und Rhabarber regen die Verdauung an und lassen sich gut in einem Müsli kombinieren.

● auch Milchzucker
reguliert die Darmtätigkeit,
Sie erhalten ihn im
Reformhaus. 1 EL in ein
Glas lauwarmes Wasser
oder Milch eingerührt,
hilft bei leichter Ver-
stopfung.

● morgens, auf nüch-
ternen Magen ein Glas

nicht zu kaltes Mineral-
wasser trinken.

Tipp:
Kaffee „bindet" Flüssig-
keit. Wer viel Kaffee
trinkt, sollte mit Mineralwasser ausgleichen,
damit der Darm nicht zu
Verstopfung neigt.

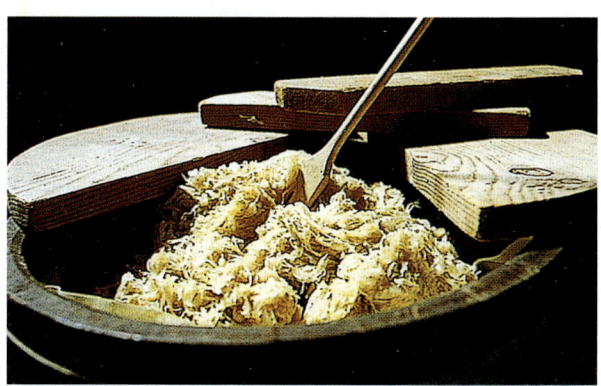

Sauerkraut

Wespenstich siehe Insektenstich

Zahnfleischentzündung siehe Paradontose

Zahnschmerzen

Jeder Zahnschmerz sollte
möglichst umgehend zu
einem Arztbesuch führen.
Erste Maßnahmen gegen
den Schmerz sind:

● Mundspülungen mit
lauwarmem Kamillentee (s.
Seite 53)
● eine Gewürznelke
oder eine Wacholderbeere

an der schmerzenden Stelle langsam kauen, dann einige Zeit im Mund lassen, bis sich die ätherischen Öle voll entwickeln.

🔸 eine <u>Knoblauchzehe</u>

schälen, halbieren und das Zahnfleisch an der betroffenen Stelle damit einreiben.

🔸 <u>Mundspülungen</u> mit <u>Johannisbeersaft</u> durchführen.

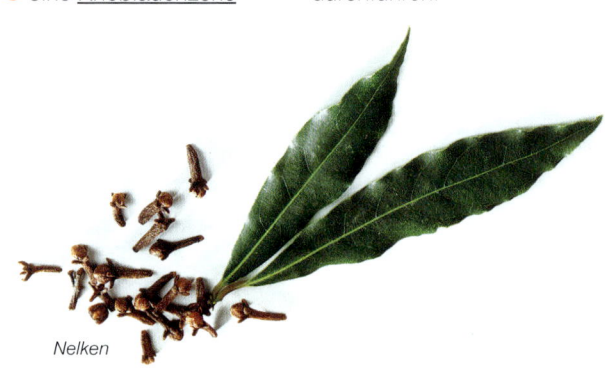

Nelken

Stichwortverzeichnis

Zum Gebrauch des Buches:

Bitte beachten Sie folgende Abkürzungen bei den Rezepten:

EL	Esslöffel
TL	Teelöffel
Msp	Messerspitze
g	Gramm
kg	Kilogramm
l	Liter
cl	Zentiliter
geh.	gehäuft
gem.	gemahlen
ger.	gerieben
gestr.	gestrichen
Pa.	Päckchen

Autorin und Verlag danken den genannten Unternehmen für die umfangreiche und freundliche Bereitstellung des Bildmaterials.

Lektorat:
Ursula Calis, München

Design & Produktion: Verlagsbüro
Fritz Petermüller, Siegsdorf

Bildnachweis:

Titelbild: Bildcollage (© arxichtu4ki, cosmicanna, cat_arch_angel, Xenia800 – alle Bilder stock.adobe.com)

Dr. Wagner/ W. Geiersperger: 34
Fibrandt: 47
A. Limbrunner: 7
Unilever, Hamburg: 15
Siemens Electrogeräte GmbH, München: Innentitel, 16, 18, 24, 29, 41
StockFood, München/ Frederic Vasseur: 2
StockFood, München/ S&P Eising: 10, 33
StockFood, München/ Maximilian Stock Ltd.: 23, 37
StockFood, München/ Gerhard Bumann: 26
StockFood, München/ Michael Brauner: 27
StockFood, München/ Michael Grand: 39
StockFood, München/ David Loftus: 59
StockFood, München/ Karl Newedel: 66
StockFood, München/ FoodPhotography Eising: 68
U. Calis, München: 61, 73
Robert Bosch Hausgeräte GmbH, München: 19, 44, 48, 50, 60, 74